近代名医珍本医书重刊大系
（第二辑）

伤寒论启秘附仲景学说之分析

叶劲秋　著

钟志光　黄心洁　点校

天津出版传媒集团

天津科学技术出版社

图书在版编目（CIP）数据

伤寒论启秘附仲景学说之分析 / 叶劲秋著；钟志光，黄心洁点校. -- 天津：天津科学技术出版社，2023.4

（近代名医珍本医书重刊大系. 第二辑）

ISBN 978-7-5742-0980-0

Ⅰ. ①伤… Ⅱ. ①叶… ②钟… ③黄… Ⅲ. ①《伤寒论》-研究 Ⅳ. ①R222.29

中国国家版本馆CIP数据核字（2023）第050507号

伤寒论启秘附仲景学说之分析

SHANGHAN LUN QIMI FU ZHONGJING XUESHUO ZHI FENXI

策划编辑：张　冲

责任编辑：梁　旭

责任印制：兰　毅

出　　版：天津出版传媒集团
　　　　　天津科学技术出版社

地　　址：天津市西康路35号

邮　　编：300051

电　　话：（022）23332392（发行科）23332377（编辑部）

网　　址：www.tjkjcbs.com.cn

发　　行：新华书店经销

印　　刷：河北环京美印刷有限公司

开本 880×1230　1/32　印张7.625　字数127 000

2023年4月第1版第1次印刷

定价：68.00元

近代名医珍本医书重刊大系第二辑专家组

读名家经典
悟中医之道

扫描本书二维码，获取以下**正版专属资源**

本书音频	畅享听书乐趣，让阅读更高效
走近名医	学习名家医案，提升中医思维
方剂歌诀	牢记常用歌诀，领悟方剂智慧

● **读书记录册**
记录学习心得与体会

● **读者交流群**
与书友探讨中医话题

● **中医参考书**
一步步精进中医技能

扫码添加智能阅读向导
帮你找到学习中医的好方法！

操作步骤指南 | ①微信扫描上方二维码，选取所需资源。
②如需重复使用，可再次扫码或将其添加到微信"收藏"。

推荐文

中医药是我国劳动人民在长期防治疾病的实践中创造的独具特色的医学科学，千百年来为中华民族的繁衍昌盛做出了不可磨灭的贡献。作为新时代的中医药人，弘扬中医文化，传承国药精粹，使其更好地造福于民，是我们的神圣职责和义务。

当前，中医药自身正处在能力提升关键期，国际社会对中医药的关注度也日益提升。近年来，党和国家领导人非常重视发挥中医药在对外交流合作中的独特作用，并对新时期中医工作做出重要指示：一是全新、明确地界定了中医药学在中华文化复兴新时期的关键地位，是"打开中华文明宝库的钥匙"；二是指出了深入研究和科学总结中医药学的积极意义，即"丰富世界医学事业、推进生命科学研究"；三是揭示了中医药学在国际文化交流与合作中的重要作用，即"开启一扇了解中国文化新的窗口，为加强各国人民心灵沟通、增进传统友好搭起一座新的桥梁"。

天津科学技术出版社有限公司和北京文峰天下图书有限公司共同打造的"近代名医珍本医书重刊大系"第二辑包含 19 世纪中医名家代表作，如：《伤寒论启秘附仲景学说之分析》《集注新解叶天士温热论》《脏腑药式补正》《伤寒杂病论会通》《金匮要略释义》《研药指南》《伤寒杂病论义疏附医理探源》《金匮要略新义》《内科杂病综古》《女科综要附医案余笺》《金匮要略改正并注》《伤寒论改正并注》《香岩径》《张锡纯屡试屡效方》《张锡纯中药亲试记》《张锡纯中医论说集》《张锡纯医案讲习录》《张锡纯伤寒论讲义》《伤寒论新义》，包含了刘世桢、张山雷、黄竹斋、张锡纯等医家的代表作。

这些医家对中医发展、中医学术研究具有独特见地。时至今日，他们的学术思想和医案对临床及各类医学问题的研究仍具有重要参考和启迪作用。现将他们的经典医案和医论汇集整理重新出版，以为读者提供一份难得的了解、研究、继承中医的宝贵资料。

此系列丛书的出版，不仅具有示范意义，对全国中医药学术传承发展，也将起到积极的推动作用。且该丛书的点校与出版，并非单纯的医史研究，也非单纯的文献整理点校，而是有着很专业的实用价值，在阅读过程中，可以与这些医家的思想碰撞，产生火花。欣慰之余，愿为之推荐。

名老中医药专家学术经验继承工作指导老师

2023年1月16日

序 言

　　"近代名医珍本医书重刊大系"具有包含医家更多、选取品种更全、更具代表性，梳理更细致，点校者权威等特点。在第一辑的基础上，第二辑继续扩充19世纪中医名家代表作，共计19个品种。具体包括《伤寒论启秘附仲景学说之分析》《集注新解叶天士温热论》《脏腑药式补正》《伤寒杂病论会通》《金匮要略释义》《研药指南》《伤寒杂病论义疏附医理探源》《金匮要略新义》《内科杂病综古》《女科综要附医案余笺》《金匮要略改正并注》《伤寒论改正并注》《香岩径》《张锡纯屡试屡效方》《张锡纯中药亲试记》《张锡纯中医论说集》《张锡纯医案讲习录》《张锡纯伤寒论讲义》《伤寒论新义》，包含了刘世桢、张山雷、黄竹斋、张锡纯等医家的代表作。这次点校着重以中医传统理论结合著者学术经验予以诠解，汇辑各家注解，但不为古人注释所囿，联系所论的因、证、治疗等加以阐论和分析，凭证论治，论证用药。这套书深挖中华医藏，系统梳理19世纪中医名家代表作，可以为中医研究者提供坚实的文献研究基础，承前启后，为复兴中医药文化、提升中医药社会地位提供理论基础。也进一步贯彻了新时期中医工作重要指示精神：全新、明确地界定了中医药学在中华文化复兴新时期的关键地位，是"打开中华文明宝库的钥匙"。

"近代名医珍本医书重刊大系"是目前最系统地甄选19世纪中医名家代表作的系列丛书，特聘国医大师李佃贵指导，并邀请当今的中医名家、青年临床医师加入，进行严谨的点校重刊，旨在为研究中医药知识提供理论基础，传承发展祖国中医药文化。

全景脉学创始人

2023年2月11日

目　录

伤寒论启秘

仲景学说之分析

一、导言 / 39

二、杂症分辨 / 54

1

三、妊产 / 130

四、病因举要 / 135

五、治法举要 / 138

六、六经形症 / 139

七、脉法 / 157

八、方药 / 169

九、结论 / 228

伤寒论启秘

弁 言

当予辑述仲景学说之分析的动机，初不过在新旧医学争辩时，于仲景伤寒论应有予以具体的认识，和研究的法则与态度，提供一般关心医学者的参考。在当时著笔极为肤浅而草率，乃感于此种过渡研究法的介绍，为时极暂，决不作再版之想。可是印行以来，颇获一些好评，不胜惭愧，今者重以多人之怂涌，促为再版，且环顾中国医学界此类研究法则，尚在需要而犹未失去时间性。所以先将本书的导言，并益以求古方剂的分两，提前单印，因另题其名曰伤寒论启秘。

二十三年八月叶劲秋识于上海少年中医社

王　序

　　从来以仲景学说分两大部分，谓伤寒是论外感的，金匮是论杂病的。但是病的来源，与其传变，本是十分复杂，风寒暑湿燥火六淫之气，有的说他是病变之根源，有的说他只是诱因，这个问题，是很不易解决的。

　　因为六气的说法，实在是大而无外，人的起居饮食性情，无不直接间接受其影响，便是世间一切一切，都可谓肇源于六气。人的生理，固赖六气来维持，就是病理，亦不免是六气的浸淫与酝酿，详细说来，非千万言所能尽，简单的说一句，就是"有形生于无形"。冥冥中的主宰不是菩萨，也不是上帝，却就是这个无形无影的六气。

　　因为六气是无形的，所以人的肉眼凡身，要窥澈这无形的真宰，是很烦难的事。那么勉强求知，只有"从有形而寻无形"一法。

　　仲景的伤寒论，分六经为纲领，骨子里就是以六气为权衡，识据题巅，宜乎为万世不易之准绳了。可是六气的致病，可以勉强分析的，便将他纳入伤寒一书，其有不能勉强分析，或是混合性酝酿浸淫而成的病变，只好归入杂病，而成金匮一书了。

　　伤寒要认症，杂病一般是要认症，每种病症，都有他的特殊情形。统括的说来，就叫做"病情"。病症是可以看见的，病情却是要推想的，越推想越穷究，病的情形越明显，假使没有有形的迹象，那无形的气化，就无法可以定谳，用药施治，也就无法措手。这个认症的意思，就是现在倡实验主义的拿证据来的那话儿了。

仲景是我们中国的医圣，他的学说，俨似儒门的孔子，隐隐地范围千古人心。仲景的学说不明，也就是中国医学不进步的大原因。

好了，我的同学叶君劲秋，大胆地把仲景的学说分析开来，脱去前人的窠臼，只是认症寻源，还他个本来面目，这是何等可喜的事情。

认症的前提，还有个辨症的问题，辨症的能否精确，就是认症能否清晰的标准。医生到底只是肉眼凡身，未必人人都有窥澈无形的本领，就是有形的，有时也不免要误认与误会，所以科学的整理，与器械的研究，实在是一件很重要的事。

工欲善其事，必先利其器，真是千古名言，分析分析……以至于无可分析，最单纯最幽隐的细胞，却是许许多多变化的原子，"试验管"、"显微镜"似乎可以帮助医生有形的研究。假使仅仅以前人的学说为满足，放弃自己的创作进取的精神，这是为前贤所鄙笑的，也就不是叶君编撰《仲景学说之分析》的意思了。

十九、十一、十二、 王一仁识于衢州

周 序

　　我国医学，肇始于黄帝岐伯，集成于南阳仲景，其道本天地化育之作用，以明三阴三阳之六气，由气以成形，而生万物，因形而识气，而有生长化收藏。仲圣研几形气，以著伤寒金匮，昭垂于世，为万代师宗。惜乎伪学张而圣道殁，各承家技，各辟歧途，遂使却病延年医道最优之国，几沦于无医，曷胜慨叹！揆厥由来，一以古籍简奥，一以注家庞杂，以致跻真医于万丈深渊。夫以皇皇禹甸，号为东亚大国者，竟无医学闻于世，宁非怪事。我国而真无医学可言则亦已矣！殊不知数千年前早有能识病、能治疗之奇书在乎，以是欲涤无医之耻，非复兴真医不可。欲济物利民，亦非提倡圣学不可。

　　孟冬之月，叶子劲秋邮示手编仲景学说之分析一书，是书将仲景伤寒金匮合而为一，并新其体系，著意辨症，内容分杂症分辨、病因举要、治法举要、六经形症、脉法、方药，等类，子目百余条，篇首冠以导言，博引各界名论。篇尾殿以结论，总束全部枢要。

　　条分缕析，如线穿珠，诚为一贯薪传之作，引导后学循序渐进之善本。响之读仲景书而茫无头绪者，得此亦如航海之南针，暗室之明灯矣乎，盖圣道匪深，特患难得其门而入，苟得其门矣，则升堂入室，亦易易耳。

余与叶君虽未谋面，而书函往还，心契已久，因不暇计夫文之工拙，略述梗概如此，用志数千里外莫逆之神交云尔。

中华民国十九年大除夕周禹锡序于四川隆昌拯癀轩

兰溪中医专校张山雷先生致本书作者函

劲秋仁兄先生大鉴

夏幸识荆州，备闻尘论，已钦佩学识贯通，非寻常可比。别后六六，未曾通函，只候疏懒之罪，无可粉饰，乃荷。

不遗在远，邮惠大著，宠以教言。粗读一过，竟将仲师心法，类叙群分，明指诸掌。宁独学子读之，爽心豁目，鄙人老眼昏花，得此一编，亦如灌顶醍醐，魂梦大醒。窃谓仲景书之不易贯注于初学脑海者，只为条目错杂，难于记忆，而向来注家太多，则又乱道。良多浅显者，几不可得，遂令举国医家，长在五里雾中，朦朦莫辨天日，疑为难若登天，不可几及。岂知其中证治，无一非寻常普通作用，却是我远祖黄农，神圣心传。譬犹布帛菽粟，不可一日而缺。

乃习此者偏视，若高深难寻畔岸者。一则误于各家之庞杂，其二即缘无人能为简明之整理。仲师有知，当亦痛哭。今也何幸，在二千年后，竟得阁下少年英俊，为之逐一各归档案，罗罗清疏，简端仲奇，题字恰合分寸。就令至愚者读之，当无不心领神悟。上承吾家长沙遗绪，下开万世聪明，洵为近二十年一大作手，佩服之至。

弟向来不愿作妄誉，读此直是五体投地。示以纠正云云，虽不敢当，然或者细目中稍有不当，亦事理之常矣！细细读过，再以奉闻。大约是编出世，定可纸贵洛阳，即敝校同事暨学子辈，必多愿拜读一遍者，弟定当尽力推销，昭示正鹄，请多寄数部来。

抑鄙人更有请者，读仲景书三十余年，颇思以一己之见解，稍稍为之说解，似乎吾之所见，大都为各注家所未言者。今得大编，窃欲依照足下编次，逐条僭注数句，想吾兄或可许可以此奉商，是否候覆，兹邮奉拙编数册，非敢云报，亦须请老兄时作品评，指示谬误，切勿客气，作泛泛之颂扬话头。专覆。

谨颂

著安

弟　张山雷拜手　十九年四月三十日

嘉定张山雷先生，当此花甲之年，努力进取，长兰溪医校数十年，编著医书数十种，穷年厄厄，一以贯之，造就学子无数，举世噩噩，有如山雷先生之精神毅力者，有几人哉！今以心力交瘁，为学术牺牲，宁非中医界绝大之损失耶，呜呼！伤已，犹忆民十八夏，沪上聚晤之时，先生尝谓予曰：读书数十寒暑，至今始稍有悟会，然而年将垂垂老矣！天如假年，须将仲师伤寒论加以发挥，以启后学入门之径，未审五年来成就几许也，言犹在耳，人已物化，能不悲哉。民十九夏，予之仲景学说之分析一书，刊而问世，复蒙先生推崇备至，许为近二十年来一大作手，此后鱼雁往还较频，无有不关学术之研讨者，今者睹物思人，其伤倍切，肆志实践，先生诚中医界之功臣也已，形肉虽去，精神永存，真能纪念先生者，惟有先生之法是法，努力以求中医学术之改进焉，呜呼！

伤寒论启秘

叶劲秋

现在中医受了时代潮流的激荡，似乎根本已经起了动摇或者崩溃的状态，一般中医立场的，也许深信它有动摇和崩溃的可能，可是中医虽然起了动摇和崩溃的状态，是否从此杌陧不安再无振作之望，这恐任何人不能轻易下得肯定。说来可怜，中医确有数千余年的历史，但是怎是中医的真面目，也恐未能轻易认识出来，惟其不易认出真面目，所以起了许多人的怀疑，受了不少人的攻讦。

中国讲医药的书，比讲别的书——如农工法政——都多，那么我人要估定它的价值，辩认它的真际，要从这许多许多的医药书中去整理，自然是先要寻获它的核心，方才可以下手。什么是中医的核心，伤寒论差堪近似，且看各家对于伤寒论的言论吧。

徐氏灵胎之言曰：伤寒论为一切外感之总诀，非独治伤寒也。明于此则六淫之病，无不贯通矣。

陆氏九芝曰：伤寒无问全不全，苟能用其法，以治今人病，即此亦已足矣，后学能识病，全赖此数书。

东人和田启十郎曰：人多谓仲景氏伤寒论，论述一种热性传染病即伤寒（肠窒扶斯）之症状治法，非万病通用之书。然仲景氏伤寒论，本名伤寒卒病论，书中历述中风、霍乱、痛风、喘息、肺炎、盲肠炎等数十种病，其治法施于诸种疾病，无不应验如神，窃恐古时所谓卒病论，即杂病论之意也。且即仲景氏之本意，其书名虽不过述伤寒一种，然其记载之诊候治则，以至一切药方用法，殆用之于万病无不适当，则虽谓之一切疾病治法之规矩准绳可也。况其所谓伤寒中风者，非即今之所谓伤寒中风耶。西医仅知书名，而未熟读其一页，知方名而未实验其一种，漫然加以诋谤，是非仅医学之蟊贼，且误人之甚者也。

时贤西医阮其煜先生曰：窃余尝读仲景伤寒论，辨症特详，知此书无论内科、儿科，对于诊断，详述其脉七表八里；对于病状，详述其发热、头痛、汗出、恶寒，等等；对于判症结局，详述其辨别生死吉凶诸法；对于治疗，详述其汗下清和，固其本原诸法。

其不知者，以为中医仲景伤寒论一书，范围甚小，仅论热病而已，其实医理显明，本末兼赅，直可为内科各症之基础书。能熟读此书，方得为中医内科之有根柢者，凡欲研究中医内科，必须先读仲景伤寒论一书，否则，中医内科，不以此书入门者，仅得内科之皮毛，而不能精通其医理，故仲景伤寒一书，实可改其名为"中医内科全书"。

故曰：治病不难，辨症为难。若不知其本，而徒事其末，无论内科、儿科，无有不偾事者。此中西医之所以有实学，方有实效，乌可以不揣其本而齐其末哉。医者其注意及之。

张凤先生曰：汉时伤寒论出，于是始有统系可言，渐入科学之途径，而医学为之一变。

章太炎先生曰：仲景伤寒论为治时感之要录，其于病机，乃积千百年之经验而来。

全部伤寒论，原无什么神秘，怎奈蹈了千家注杜、五百家注韩的习气，于是乎缠上了不少的藤蔓瓜葛，反而损失它本来的真价值。愈感觉它不易研究，正因尚论愈奇，去理愈远，条分愈新，古法愈乱，甲人的注疏每拘泥著一己当时的环境，结果遂成甲人的伤寒论；乙人的解释完全是乙人的主观直觉，结果遂成乙人的伤寒论；甚至用治文学的眼光去咬文嚼字，望文生训，以至于铸成大错。伤寒论流传到今日，不都是在荆天棘地里走，险些儿连它的命运都葬送了。

我们如今要读伤寒论，与其费时费日去读那些王的李的注释的伤寒论作品，不如单去研究它的白文，用不染点尘的心灵去赏鉴它，玩味它，以我自己的精神，直接去求对象中的一切，这样地反可产生一种新生命，方不致为古人所囿，而又易于找握它真价值的所在，真价值既已找握到，那么就不难估定它现在的时价，以决中医的存废之最终运命。

本来伤寒论的可贵，在于作者态度的真挚，凭症论治，不事雕琢，论症用药，亦尝一贯而有系统（纠缠不清牵强附会，就是后人注释者之过失），我人倘能本著这种精神去研究伤寒论，也很不难领悟其神髓所在。

伤寒论确是入门的大道，医宗的基础，可是书传颇久，转辗传钞，不无错误，要知书经三写，乌焉成马。而后之读者，崇古心坚，若将谓圣训贤传，古代珍宝，断无一字之差，于是故意推求，多所附会，断章取义，非特不为世重，反启后人的轻视之心。

柯氏韵伯曰：著书者往矣，其间几经兵燹，几番播迁，几次增删，几许抄刻，亥豕者有之，杂伪者有之，脱落者有之，错简者有之。

能明乎此，然后可以读伤寒论，可以究中医学，一切穿凿牵强之谈，空洞浮泛之论，尤当摧毁无遗。即如中风伤寒的定名，亦不过包括几种病症，而假定其名曰：中风，伤寒。初非中风的定为风所中，伤寒的定为寒所伤。但须辨症明晰，自然药到病除，究竟病体中有风无风，有寒无寒，不特病者不自知，亦为医者所不易知，纵或知之，实承伪袭谬之臆说吧。

唐氏容川曰：归某经，见某症，即用某药。

程氏应旄曰：有是症，用是药。

又曰：从前之误，不必计较，只据目前。

这就是凭症用药，不计病名的要语。再诸先哲辟风寒之名之说如下：

柯氏韵伯曰：冬月风寒，本同一体，故中风伤寒，皆恶风，恶寒。营病卫必病，中风之重者，便是伤寒；伤寒之浅者，便是中风。不必在风寒上细分，须当在有汗、无汗上著眼耳。

又曰：仲景之方，因症而设，不专因脉而设。盖风寒本是一气，故汤剂可以互投，仲景审脉症而施治，何当拘拘于中风、伤寒之名，是别乎。

金鉴曰：风、寒二气，多相因而少相离，有寒不皆无风，有风不皆无寒。

金鉴桂枝汤方解曰：凡中风、伤寒，脉浮弱，汗自出，而表不解者，皆得主之。

尤氏在泾曰：学者，但当分病症之有汗、无汗，以严麻黄、桂枝之辨，不必执营、卫之孰虚、孰实，以证伤寒中风之殊。

辟三纲鼎立之说如下：

沈氏尧封曰：按三纲鼎立之说，桂枝治风伤卫；麻黄治寒伤营；大青龙治风寒两伤营卫。其说创自许叔微，相延至今，不知其说似是实非也。窃谓麻黄症已属风寒两伤营卫，而大青龙症则外伤风寒，而内伏暍热也。若不审病症方药，徒泥于一脉，妄作三纲鼎立，则一误无所不误矣。

柯氏韵伯曰：麻黄汤主寒伤营，治营病卫不病；桂枝汤主风伤卫，治卫病营不病；大青龙汤主风寒两伤营卫，治营卫俱病。三方割据瓜分，太阳之主寒多风少，风多寒少，种种蛇足，羽翼青龙，曲成三纲鼎立之说，巧言如簧，洋洋盈耳，此郑声所为乱雅乐也。

辟经病之说如下：

沈氏尧封曰：夫恶寒太阳症也，微恶寒不恶热者，犹未离乎太阳也。惟不恶寒而反恶热，乃是阳明的症。伤寒注家，皆以胃家实为在内之府证，承气主治。以身热，汗出，恶热，为在外之经病，桂枝汤主治。不思桂枝汤为恶寒而设，若不恶寒而反恶热，如何可用桂枝汤，是经病之谬说也。

至于论中六经的分配，也不可信。灵胎氏之论，最为概要的了。

徐氏曰：伤寒论当时已无成书，乃叔和之所搜集者，虽分定六经，而语无诠次，阳经中多阴经治法，阴经中多阳经治法，参错不一。后人各生议论，每成一书，前后必更易数条，互相訾议，各是其是，愈更愈乱，终无定论。不知此书非仲景依经立方之书，乃救误之书也。盖因误治之后，变症错杂，又无循经现症之理，当时著书，亦不过随症立方，本无一定次序也。

六经传变，本无一定。张氏令韶曰："本太阳病不解，或入于阳，或入于阴，不拘日数，无分次第，如传于阳明，则见阳明症，传于少阳，则见少阳症，传于三阴，则见三阴症。"

伤寒绪论曰："因此经本虚，邪即传之，本无定例也。"

沈氏明宗亦曰："最虚之处，便是容邪之处，"虽然，传经之无定，亦从病体而分与药误之变。

伤寒论曰：

太阳病三日，发汗不解，蒸蒸发汗者，属胃也。

伤寒三日，脉浮数而微，病人身凉和者，此为欲解也。

伤寒脉弦细，头痛发热者，属少阳。少阳不可发汗，发汗则谵语，此属胃。胃和则愈，不和则烦而悸。

心下有水气，咳而微喘，发热不渴，服小青龙汤已，渴者，此寒去欲解也。

太阳病，发热汗出，不恶寒而渴者，此转属阳明也。

服柴胡汤已，渴者，属阳明也。

本太阳病，医反下之，因而腹满时痛者，属太阴也。

时贤章太炎先生曰：按日传一经，义出内经，而仲景并无是言，且阳明篇有云：阳明居中，土也，无所复传。可见阳明无再传三阴之理。更观太阳篇中，有云：
二、三日者，有云八、九日者，甚至有云过经十余日不
解者，何尝日传一经耶。

盖伤寒论全是活法，无死法，阳明无再传三阴之
理；而三阴反借阳明为出路，乃即内经所谓中阴溜府之
义也。且伤寒本非极少之病，亦非极重之病。仲景云：
发于阳者七日愈，发于阴者六日愈，足见病之轻者，不
药已可自愈，更可见伤寒为常见之病。

若执定日传一经者为伤寒，否则非是。不独与本论
有悖，且与内经所谓热病者伤寒之类也一句，亦有抵触
矣，故六经递传之说，余以为不能成立。

又张山雷先生曰："仲景伤寒论次序，以太阳病始
者，正以风寒之邪，必多先入太阳经，亦以太阳循行部
位，自头至足，所过之地位最多。外感初步，必多太阳
见证故耳，非谓伤寒之病，必先太阳，次阳明，次少
阳，如行路者，必按部就班，循次进步也。

自诸家之注伤寒论者，多谓太阳为六经之第一层，
故表病必先太阳，而后递及阳明，少阳，以入三阴者，
则又误以仲景伤寒论之次序，认作病情传变一定之次
序，抑知病状万变，活泼泼地，岂有依样葫芦，逐步进
退之理。

素问热病论，一日太阳受之，二日阳明受之，虽曰
言其步骤之板法，以立之标准，固无不可，余终嫌其说

得太呆，恐非医理之上乘。而为伤寒作注者，又有拘执一日，二日，三日，等字面，教人必以日数推算，而辨其病在某经者，抑何呆笨乃尔。又有知一日二日之必不可以分别六经传变者，则又造为气传而非经传一说。尤其向壁虚造，画蛇添足，更非通人之论。

试观仲景六经皆有中风之明文，及甲乙经'或中于阴，或中于阳'之说，可见六经无一不可为受病发端之始。又何得曰：一日必在太阳，二日必在阳明，三日必在少阳乎？近贤论伤寒温热病之传经，已知病之轻而缓者，多日尚在一经，不必传变，病之重而急者，一日递传数经，难以逆料，最是阅历有得之言。学者必须识此，庶不为古人所愚。要之手足十二经，本无一经不能发病，而其传变也，亦惟病是视。必不能谓某经之病，必传某经，然后可以见证论证，见病治病，心虚手敏，应变无方，岂不直捷。而伤寒传足不传手，温病传手不传足之说，皆是谵言，胥当一扫而空，不使束缚学者之性灵，方是斩绝葛藤之大澈大悟也。"

张氏令韶曰："病邪之相传，随其症而治之，而不必拘于日数，此传经之大关目也。不然，岂有一日太阳，则见头痛，发热等症，至六日厥阴不已，七日来复于太阳，复见头痛，发热之证乎，此必无之理也。"

本论尚有一日间即有变端之条，其论曰：病有得之一日，不发热而恶寒者，虽得之一日，恶寒将自罢，即自汗出而恶热也。

本论所有病名，概皆凭证而定，是以认症尤为治疗上第一要义。

太阳之为病，脉浮、头项强痛，而恶寒。

阳明之为病，胃家实也。

少阳之为病，口苦、咽干、目眩也。

太阴之为病，腹满而吐、食不下、自利益甚、时腹自痛、若下之，必胸下结硬。

少阴之为病，脉微细、但欲寐也。

厥阴之为病，消渴、气上冲心、心中疼热、饥而不欲食、食则吐蛔、下之利不止。

发热汗出恶风，脉缓者，名为中风。

或已发热，或未发热，必恶寒、体痛、呕逆，脉阴阳俱紧者，名为伤寒。

发热而渴，不恶寒者，为温病。

太阳中热者，暍是也。汗出、恶寒、身热而渴也。

太阳病，关节疼痛而烦，脉沉而细者，此名湿痹。其疾小便不利，大便反快，但当利其小便，病者一身尽疼发热，日晡所剧者，此名风湿。

太阳病，发热无汗，反恶寒者，名曰刚痉。

太阳病，发热汗出，不恶寒者，曰柔痉。

要而言之，不过随症以分经，并非因经以定症，凭症用药，乃治疗者所不能违。至于病发何经，或始终只在一经，或转属他经，合病，并病，各经自有各经之证可验，断断然必不可以拘泥日数之多寡而定名取治。

沈氏尧封曰：即以渴字认燥热，小便不利验湿气，汗字判风寒。

程氏郊倩曰：仲景六经条中，不但从脉症上认病，要人兼审及病情。太阳曰：恶寒；阳明曰：恶热；少阳曰：喜呕；太阴曰：食不下；少阴曰：但欲寐；厥阴曰：不欲食。凡此皆病情也。

柯氏韵伯曰：太阳为一身手足壮热；阳明为蒸蒸发热；少阳为往来寒热；此三阳发热之差别也。合参诸家，未有不偏重于认症的，所以桂枝、麻黄两汤，原为正治太阳经中风、伤寒之正法。然而太阳篇中，除两汤外，尚有承气汤，抵当汤，真武汤等。

太阳病三日，发汗不解，头不痛，项不强，不恶寒，反恶热，蒸蒸发热者，属胃也，调胃承气汤主之。

太阳病，身黄，脉沉结，少腹硬，小便不利者为无血也；小便自利，其人如狂者，血证谛也。抵当汤主之。

太阳病发汗，汗出不解，其人仍发热，心下悸，头眩身𣶒动，振振欲擗地者，真武汤主之。

承气，白虎，原为正治阳明之汤剂。然而阳明篇除两汤外，尚有太阳之桂枝汤，麻黄汤，少阳之小柴胡汤等。

阳明病，脉迟汗出多，微恶寒者，表未解也，可发汗，宜桂枝汤。

阳明病，脉浮无汗而喘者，发汗则愈，宜麻黄汤。

阳明病，发潮热，大便溏，小便自可，胸胁满不去者，小柴胡汤主之。

太阴经中亦有桂枝汤。

太阴病，浮脉者，可发汗，宜桂枝汤。

少阴经中亦有承气汤。

少阴病得之二、三日，口燥咽干者，急下之，宜大承气汤。

柯氏之言曰："风寒本是一气，汤剂可以互投，或拘泥成法，强别六经，妄定风寒，则荆棘满途，无所措手矣，"又曰："仲景之道，至平至易，仲景之门，人人可入，而使茅塞如此，令学者如夜行歧路，莫之指归，不深可悯耶。"尤氏曰："能不胶于俗说，斯为豪杰之士，"予虽不敢望圣希豪，然取法乎上，仅得其中，为求中医之改进，当先不胶于谬见，不囿于邪说始，以莨莠一去，嘉禾自生，论中论脉、论症，精义独阐，审慎周详，自非他书所能几及。诚行之千年而无憾，推之中外而皆准。

徐氏灵胎曰："仲景之论脉，其立论反若甚疏，而应验如神，若执脉经之说，以为某病见某脉，某脉当得某病，虽内经亦间有之，不如是之拘泥繁琐也。试而不验，于是或咎脉之不准，或咎病之非真，或咎方药之不对症，而不知皆非也。"

再节录仲景脉法大纲，辨症用药法如下：

凡阴病见阳脉者生，阳病见阴脉者死。

凡脉浮，大，滑，动，数，此名阳也；沉，弱，涩，弦，微，迟，此名阴也。脉浮为在表，沉为在里，数为在府，迟为在藏。

寸脉下不至关为阳绝；尺脉上不至关为阴绝。此皆不治决死也。

寸口，关上，尺中，三处，大小浮沉迟数同等，虽有寒热不解者，此脉阴阳为和平，虽剧当愈。

表有病者，脉当浮大，里有病者，脉当沉细，肥人当沉，瘦人当浮。

辨燥屎用大承气汤攻下法：

以小便利，不能食，辨燥屎；

若小便利者，大便当硬。

若不大便六七日，小便少者，虽不能食。但初头硬后必溏，未定成硬。须小便利，屎定硬，乃可攻之，宜大承气汤。

谵语有潮热，不能食者，胃中有燥屎五六枚也。宜大承气汤。下之若能食者但硬耳。

以潮热、手足汗，辨燥屎；

有潮热者，此外欲解，可攻里也。手足濈然汗出者，此大便已硬也。

阳明病潮热，大便硬者，可与大承气汤。不硬者，不可与之。

以谵语辨燥屎；

下利，谵语者，有燥屎也。宜大承气汤。

汗出，谵语者，以有燥屎在胃中，须下之。

胃气不和，谵语者，少与调胃承气汤。

以腹满、痛胀辨燥屎；

发汗不解，腹满痛者，急下之。宜大承气汤。

少阴病六、七日，腹胀不大便者，急下之。宜大承气汤。

吐后，腹胀满者，与调胃承气汤。

以汗多辨燥屎；

阳明病其人汗多，以津液外出，胃中燥，大便必硬。

发热汗多者，急下之。宜大承气汤。

以喘冒、不能卧辨燥屎；

小便不利，大便乍难乍易，时有微热，喘冒不能卧者，有燥屎也。宜大承气汤。

仲圣论症，概必如斯精详，惟恐或误，此特举其一例罢了。一经汇参，了如指掌，孰谓仲景之书是不易读呀。况且大便燥结一症，随在皆有，岂伤寒外皆不足为法呀。本论法治，最为扼要的如下：

本发汗而反下之，此为逆也；若先发汗，治不为逆。本先下之而反汗之，此为逆也；若先下之，治不为逆。

凡病若发汗，若吐，若下，若亡津液，阴阳自和者，必自愈。

古昔圣贤，本数十年的精力学识，发为至论名言，后之学者，不于此等真理处探索，偏于风中于卫，寒伤于营等谬处推敲，此正食古不化。所以不能日见精进而反日退，这是多么悲伤而可叹的事情呀！

求古方剂之分两

我国古昔权衡，颇不一致，而后人又复言人人殊，究难定准，如：

千金方：十黍为铢，六铢为分，四分为量，十六两为斤。此谓神秤。又曰：三两为两，三升为一升。

李东垣：古云一升，即今之一茶盏，古云一铢，即今之二钱半，古云三两，即今之一两，古云二两，即今之六钱半。

正理论：十粉曰丸，一丸曰黍，十黍为累，十累为铢，二铢四累为钱，十钱为两，八铢为锱，三锱为两，十六两为斤。

吴医汇讲：古方一两，即今之七分六厘，一升即今之六勺七秒，有云大升大两者，以神农秤三两为两，三升为一升，凡煎汤大药，古药廿两，合今一两五钱，水一升，合今七合，煮取四升，合今二合八勺。

张介宾：谓古方一两，合今六钱，一升合今六合三勺，尚嫌太重。

李时珍：谓古方一两，合今一钱，古方一升，合今三合半，皆过当。

徐灵胎: 三代至汉之分量，较今日不过十之二，予亲见汉时六升铜量，不过容今之二合。

东医宝鉴: 古方一两，合今三钱二分半，一升合今二勺五枃。

古代权法，以百黍为一铢，二十四铢为一两，十六两为一斤，而医界之所用者则不同，乃以十黍为铢，则知仲景之一铢，当今之一厘四毫五丝，一两当今之三分四厘八毫，一斤当今之五钱七分六厘八毫，其量法则以一合当今之一勺有奇，一升当今之一合有奇，一斗当今之一升一合有奇，凡药称几升者，以药升秤之，非通用之升也，但水与粳米不在此例，此东人赤木先生之说也，然而东洞集之医方分量考，则又有如次之说。

百黍者	一铢，	今八厘三毫三拂也。
六铢者	一分，	今五分也。
四分者，	一两，	今二钱目也。
十六两者，	一斤，	今八两也。
水一升者，		今一合五勺也。（一本作一斗者，今一升也）
粳米，一升，		今一合强而今四十二钱也。
小麦，一升，		今一合强而今三十二钱也。
薏苡仁半升，		六两而今十二钱也。

半夏半升，　　　　　　　同。

胶饴，一升，　　十六两，今三十二钱也。

薤白，半升，　　八两，　今十六钱也。

五味子，半升，　六两，　今十二钱也。

瓜子，半升　　　五两，　今十钱也。

酸枣仁，一升，　十二两，今二十四钱也。

香豉，一升，　　十六两，今三十二钱也。

硝石，一升，　　二十两，今四十钱也。

杏仁，半升，　　六两，　今十二钱也。

蜀椒，二合，　　一两半，今三钱也。

石膏，鸡子大，　八两，　今十六钱也。

戎盐，弹丸大，　一两，　今二钱也。

葶苈，弹丸大，　半两，　今一钱也。（一本作二钱）

代赭石，弹丸大，一两，　今二钱也。

栝蒌实，一枚，　二两，　今四钱也。

大枣，十二枚，　三两，　今六钱也。

皂荚，一枚，　　一两，　今三钱也。（一本作二钱）

栀子，十四枚，　二两，　今四钱也。

附子，一枚，　　一两半，今三钱也。

大附子，一枚，　二两，　今四钱也。

枳实，五枚，　　五两，　今十钱也。

桃仁，五十个，　　二两，　　今四钱也。

竹叶，二把，　　　三两，　　今六钱也。

葱白，四茎，　　　二两，　　今四钱也。

厚朴，一尺，　　　八两，　　今十六钱也。

蜜，一升，　　　　八两，　　今十六钱而今一合也。

以上各说，悬殊太甚，兹有某考古家之分两考一文，引据确鉴，应堪法则，并录之，用资参考。

（一）求两的约数。

（二）求方寸匕与㕮咀的约数又一尺之数。

（三）药物的燥湿关系与分次服饮的不同。

古时（以相对的说）用锱铢计算，在药物中锱铢也不用，只以两计，小于两者，只称一两半，在钱权上有"两十二"字，谓重一两十二铢，即两半也，其形如

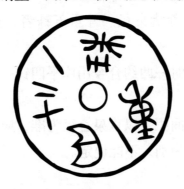

珠即铢，以珠为单位，故曰珠重，珠上一横，及重下一横，是秦汉时断句记号，其计数字为两十二，昔人念作重一两十三珠者误，念作一珠重一两十二者亦错，

此可以他钱权字文比较知之。

汉书律历志云：权者，铢两斤钧石也，此可知以铢为单位，药物又不言铢，只须以两的约数计之。

按吴大澂权衡度量实验考，测定古时一两，合湘平四钱二分，今以秦时半两二个合秤之，得四钱四分，其有赢余者，因铜质外有附着物也。

又以传世西汉时武帝赤仄五铢五个，择其肉好，完正不损者，秤得库平四钱三分强，在此五五二十五铢内减去一铢一分五，约得四钱一分强，与前用半两计者略合。

又假定仲景伤寒方剂，为后汉献帝时作，则在献帝前之灵帝之四出文五铢，更为适当，兹以完好之四出文五铢秤之，与前得之数却合。

又史称新莽货枭径一寸重五铢者，兹用前法秤之亦合。

总之汉末时一两约合今用库平四钱一分余，此数当无大误。

方寸匕之面积，以货泉直径为准，应如下图，其重量则当看材料为别，不能说定。

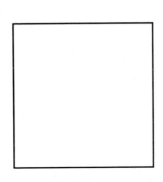

上图以汉官尺与虑傂铜尺计之略等。

凡药物以一尺计者，准上一寸积之即得。

一咬咀之约量，更不能确，大抵系干药口咬成剂者。

药物有燥湿不同，而轻重随异，又古方一剂每分数次服饮，则虽重不忌，譬如一方用三两，分三服即一两，合今四钱许也。

仲景学说之分析

仲景学说之分析

嘉善吾叶勤秋著

元中署

腹

若

列

省

王仲奇

兰溪中医专校张山雷先生致本书作者函

劲秋仁兄先生大鉴

夏幸识荆州，备闻尘论，已钦佩学识贯通，非寻常可比。别后六六，未曾通函，只候疏懒之罪，无可粉饰，乃荷。

不遗在远，邮惠大著，宠以教言。粗读一过，竟将仲师心法，类叙群分，明指诸掌。宁独学子读之，爽心豁目，鄙人老眼昏花，得此一编，亦如灌顶醍醐，魂梦大醒。窃谓仲景书之不易贯注于初学脑海者，只为条目错杂，难于记忆，而向来注家太多，则又乱道。良多浅显者，几不可得，遂令举国医家，长在五里雾中，朦朦莫辨天日，疑为难若登天，不可几及。岂知其中证治，无一非寻常普通作用，却是我远祖黄农，神圣心传。譬犹布帛菽粟，不可一日而缺。

乃习此者偏视，若高深难寻畔岸者。一则误于各家之庞杂，其二即缘无人能为简明之整理。仲师有知，当亦痛哭。今也何幸，在二千年后，竟得阁下少年英俊，为之逐一各归档案，罗罗清疏，简端仲奇，题字恰合分寸。就令至愚者读之，当无不心领神悟。上承吾家长沙遗绪，下开万世聪明，洵为近二十年一大作手，佩服之至。

弟向来不愿作妄誉，读此直是五体投地。示以纠正云云，虽不敢当，然或者细目中稍有不当，亦事理之常矣！细细读过，再以奉闻。大约是编出世，定可纸贵洛阳，即敕校同事暨学子辈，必多愿拜读一遍者，弟定当尽力推销，昭示正鹄，请多寄数部来。

抑鄙人更有请者，读仲景书三十余年，颇思以一己之见解，稍稍为之说解，似乎吾之所见，大都为各注家所未言者。今得大编，窃欲依照足下编次，逐条僭注数句，想吾兄或可许可以此奉商，是否候覆，兹邮奉拙编数册，非敢云报，亦须请老兄时作品评，指示谬误，切勿客气，作泛泛之颂扬话头。专覆。

谨颂

　　著安

　　　　　　弟　张山雷拜手　十九年四月三十日

一、导言

现在中医受了时代潮流的激荡，似乎根本已经起了动摇或者崩溃的状态，一般中医立场的，也许深信它有动摇和崩溃的可能，可是中医虽然起了动摇和崩溃的状态，是否从此杌陧不安再无振作之望，这恐任何人不能轻易下得肯定。说来可怜，中医确有数千余年的历史，但是怎是中医的真面目，也恐未能轻易认识出来，惟其不易认出真面目，所以起了许多人的怀疑，受了不少人的攻讦。

中国讲医药的书，比讲别的书——如农工法政——都多，那么我人要估定它的价值，辩认它的真际，要从这许多许多的医药书中去整理，自然是先要寻获它的核心，方才可以下手。什么是中医的核心，伤寒论差堪近似，且看各家对于伤寒论的言论吧。

徐氏灵胎之言曰：伤寒论为一切外感之总诀，非独治伤寒也。明于此则六淫之病，无不贯通矣。

陆氏九芝曰：伤寒无问全不全，苟能用其法，以治今人病，即此亦已足矣，后学能识病，全赖此数书。

东人和田启十郎曰：人多谓仲景氏伤寒论，论述一种热性传染病即伤寒（肠窒扶斯）之症状治法，非万病通用之书。然仲景氏伤寒论，本名伤寒卒病论，书中历述中风、霍乱、痛风、喘息、肺炎、盲肠炎等数十种病，其治法施于诸种疾病，无不应验如神，窃恐古时所谓卒病论，即杂病论之意也。且即仲景氏之本意，其书名虽不过述伤寒一种，然其记载之诊候治则，以至一切药方用法，殆用之于万病无不适当，则虽谓之一切疾病治法之规矩准绳可也。况其所谓伤寒中风者，非即今之所谓伤寒中风耶。西医仅知书名，而未熟读其一页，知方名而未实验其一种，漫然加以诋谤，是非仅医学之蟊贼，且误人之甚者也。

时贤西医阮其煜先生曰：窃余尝读仲景伤寒论，辨症特详，知此书无论内科、儿科，对于诊断，详述其脉七表八里；对于病状，详述其发热、头痛、汗出、恶寒等等；对于判症结局，详述其辨别生死吉凶诸法；对于治疗，详述其汗下清和，固其本原诸法。

其不知者，以为中医仲景伤寒论一书，范围甚小，仅论热病而已，其实医理显明，本末兼赅，直可为内科各症之基础书。能熟读此书，方得为中医内科之有根柢者，凡欲研究中医内科，必须先读仲景伤寒论一书，否则，中医内科，不以此书入门者，仅得内科之皮毛，而不能精通其医理，故仲景伤寒一书，实可改其名为"中医内科全书"。

故曰：治病不难，辨症为难。若不知其本，而徒事其末，无论内科、儿科，无有不偾事者。此中西医之所以有实学，方有实效，乌可以不揣其本而齐其末哉。医者其注意及之。

张凤先生曰：汉时伤寒论出，于是始有统系可言，渐入科学之途径，而医学为之一变。

章太炎先生曰：仲景伤寒论为治时感之要录，其于病机，乃积千百年之经验而来。

全部伤寒论，原无什么神秘，怎奈蹈了千家注杜、五百家注韩的习气，于是乎缠上了不少的藤蔓瓜葛，反而损失它本来的真价值。愈感觉它不易研究，正因尚论愈奇，去理愈远，条分愈新，古法愈乱，甲人的注疏每拘泥著一己当时的环境，结果遂成甲人的伤寒论；乙人的解释完全是乙人的主观直觉，结果遂成乙人的伤寒论；甚至用治文学的眼光去咬文嚼字，望文生训，以至于铸成大错。伤寒论流传到今日，不都是在荆天棘地里走，险些儿连它的命运都葬送了。

我们如今要读伤寒论，与其费时费日去读那些王的李的注释的伤寒论作品，不如单去研究它的白文，用不染点尘的心灵去赏鉴它，玩味它，以我自己的精神，直接去求对象中的一切，这样地反可产生一种新生命，方不致为古人所囿，而又易于找握它真价值的所在，真价值既已找握到，那么就不难估定它现在的时价，以决中医的存废之最终运命。

本来伤寒论的可贵，在于作者态度的真挚，凭症论治，不事雕琢，论症用药，亦尝一贯而有系统（纠缠不清牵强附会，就是后人注释者之过失），我人倘能本著这种精神去研究伤寒论，也很不难领悟其神髓所在。

伤寒论确是入门的大道，医宗的基础，可是书传颇久，转辗传钞，不无错误，要知书经三写，乌焉成马。而后之读者，崇古心坚，若将谓圣训贤传，古代珍宝，断无一字之差，于是故意推求，多所附会，断章取义，非特不为世重，反启后人的轻视之心。

柯氏韵伯曰：著书者往矣，其间几经兵燹，几番播迁，几次增删，几许抄刻，亥豕者有之，杂伪者有之，脱落者有之，错简者有之。

能明乎此，然后可以读伤寒论，可以究中医学，一切穿凿牵强之谈，空洞浮泛之论，尤当摧毁无遗。即如中风伤寒的定名，亦不过包括几种病症，而假定其名曰：中风，伤寒。初非中风的定为风所中，伤寒的定为寒所伤。但须辨症明晰，自然药到病除，究竟病体中有风无风，有寒无寒，不特病者不自知，亦为医者所不易知，纵或知之，实承伪袭谬之臆说吧。

唐氏容川曰：归某经，见某症，即用某药。

程氏应旄曰：有是症，用是药。

又曰：从前之误，不必计较，只据目前。

这就是凭症用药，不计病名的要语。再诸先哲辟风寒之名之说如下：

柯氏韵伯曰：冬月风寒，本同一体，故中风伤寒，皆恶风，恶寒。营病卫必病，中风之重者，便是伤寒；伤寒之浅者，便是中风。不必在风寒上细分，须当在有汗、无汗上著眼耳。

又曰：仲景之方，因症而设，不专因脉而设。盖风寒本是一气，故汤剂可以互投，仲景审脉症而施治，何尝拘拘于中风、伤寒之名，是别乎。

金鉴曰：风、寒二气，多相因而少相离，有寒不皆无风，有风不皆无寒。

金鉴桂枝汤方解曰：凡中风、伤寒，脉浮弱，汗自出，而表不解者，皆得主之。

尤氏在泾曰：学者，但当分病症之有汗、无汗，以严麻黄、桂枝之辨，不必执营、卫之孰虚、孰实，以证伤寒中风之殊。

辟三纲鼎立之说如下：

沈氏尧封曰：按三纲鼎立之说，桂枝治风伤卫；麻黄治寒伤营；大青龙治风寒两伤营卫。其说创自许叔微，相延至今，不知其说似是实非也。窃谓麻黄症已属风寒两伤营卫，而大青龙症则外伤风寒，而内伏暍热也。若不审病症方药，徒泥于一脉，妄作三纲鼎立，则一误无所不误矣。

柯氏韵伯曰：麻黄汤主寒伤营，治营病卫不病；桂枝汤主风伤卫，治卫病营不病；大青龙汤主风寒两伤营卫，治营卫俱病。三方割据瓜分，太阳之主寒多风少，风多寒少，种种蛇足，羽翼青龙，曲成三纲鼎立之说，巧言如簧，洋洋盈耳，此郑声所为乱雅乐也。

辟经病之说如下：

沈氏尧封曰：夫恶寒太阳症也，微恶寒不恶热者，犹未离乎太阳也。惟不恶寒而反恶热，乃是阳明的症。伤寒注家，皆以胃家实为在内之府证，承气主治。以身热，汗出，恶热，为在外之经病，桂枝汤主治。不思桂枝汤为恶寒而设，若不恶寒而反恶热，如何可用桂枝汤，是经病之谬说也。

至于论中六经的分配，也不可信。灵胎氏之论，最为概要的了。

徐氏曰：伤寒论当时已无成书，乃叔和之所搜集者，虽分定六经，而语无诠次，阳经中多阴经治法，阴经中多阳经治法，参错不一。后人各生议论，每成一书，前后必更易数条，互相訾议，各是其是，愈更愈乱，终无定论。不知此书非仲景依经立方之书，乃救误之书也。盖因误治之后，变症错杂，又无循经现症之理，当时著书，亦不过随症立方，本无一定次序也。

六经传变，本无一定。张氏令韶曰："本太阳病不解，或入于阳，或入于阴，不拘日数，无分次第，如传于阳明，则见阳明症，传于少阳，则见少阳症，传于三阴，则见三阴症。"

伤寒绪论曰："因此经本虚，邪即传之，本无定例也。"

沈氏明宗亦曰："最虚之处，便是容邪之处，"虽然，传经之无定，亦从病体而分与药误之变。

伤寒论曰：

太阳病三日，发汗不解，蒸蒸发汗者，属胃也。

太阳病，发热汗出，不恶寒而渴者，此转属阳明也。

伤寒三日，脉浮数而微，病人身凉和者，此为欲解也。

伤寒脉弦细，头痛发热者，属少阳。少阳不可发汗，发汗则谵语，此属胃。胃和则愈，不和则烦而悸。

心下有水气，咳而微喘，发热不渴，服小青龙已，渴者，此寒去欲解也。

服柴胡汤已，渴者，属阳明也。

本太阳病，医反下之，因而腹满时痛者，属太阴也。

时贤章太炎先生曰：按日传一经，义出内经，而仲景并无是言，且阳明篇有云：阳明居中，土也，无所复传。可见阳明无再传三阴之理。更观太阳篇中，有云：二、三日者，有云八、九日者，甚至有云过经十余日不解者，何尝日传一经耶。

盖伤寒论全是活法，无死法，阳明无再传三阴之

45

理；而三阴反借阳明为出路，乃即内经所谓中阴溜府之义也。且伤寒本非极少之病，亦非极重之病。仲景云：发于阳者七日愈，发于阴者六日愈，足见病之轻者，不药已可自愈，更可见伤寒为常见之病。

若执定日传一经者为伤寒，否则非是。不独与本论有悖，且与内经所谓热病者伤寒之类也一句，亦有抵触矣，故六经递传之说，余以为不能成立。

又张山雷先生曰："仲景伤寒论次序，以太阳病始者，正以风寒之邪，必多先入太阳经，亦以太阳循行部位，自头至足，所过之地位最多。外感初步，必多太阳见证故耳，非谓伤寒之病，必先太阳，次阳明，次少阳，如行路者，必按部就班，循次进步也。

自诸家之注伤寒论者，多谓太阳为六经之第一层，故表病必先太阳，而后递及阳明，少阳，以入三阴者，则又误以仲景伤寒论之次序，认作病情传变一定之次序，抑知病状万变，活泼泼地，岂有依样葫芦，逐步进退之理。

素问热病论，一日太阳受之，二日阳明受之，虽曰言其步骤之板法，以立之标准，固无不可，余终嫌其说得太呆，恐非医理之上乘。而为伤寒作注者，又有拘执一日，二日，三日，等字面，教人必以日数推算，而辨其病在某经者，抑何呆笨乃尔。又有知一日二日之必不可以分别六经传变者，则又造为气传而非经传一说。尤其向壁虚造，画蛇添足，更非通人之论。

试观仲景六经皆有中风之明文，及甲乙经'或中于阴，或中于阳'之说，可见六经无一不可为受病发端之始。又何得曰：一日必在太阳，二日必在阳明，三日必在少阳乎？近贤论伤寒温热病之传经，已知病之轻而缓者，多日尚在一经，不必传变，病之重而急者，一日递传数经，难以逆料，最是阅历有得之言。学者必须识此，庶不为古人所愚。

要之手足十二经，本无一经不能发病，而其传变也，亦惟病是视。必不能谓某经之病，必传某经，然后可以见证论证，见病治病，心虚手敏，应变无方，岂不直捷。而伤寒传足不传手，温病传手不传足之说，皆是讆言，胥当一扫而空，不使束缚学者之性灵，方是斩绝葛藤之大澈大悟也。"

张氏令韶曰："病邪之相传，随其症而治之，而不必拘于日数，此传经之大关目也。不然，岂有一日太阳，则见头痛，发热等症，至六日厥阴不已，七日来复于太阳，复见头痛，发热之证乎，此必无之理也。"

本论尚有一日间即有变端之条，其论曰：病有得之一日，不发热而恶寒者，虽得之一日，恶寒将自罢，即自汗出而恶热也。

本论所有病名，概皆凭证而定，是以认症尤为治疗第一要义。

太阳之为病，脉浮、头项强痛，而恶寒。

阳明之为病，胃家实也。

少阳之为病，口苦、咽干、目眩也。

太阴之为病，腹满而吐、食不下、自利益甚、时腹自痛、若下之，必胸下结硬。

少阴之为病，脉微细、但欲寐也。

厥阴之为病，消渴、气上冲心、心中疼热、饥而不欲食、食则吐蛔、下之利不止。

发热汗出恶风，脉缓者，名为中风。

或已发热，或未发热，必恶寒、体痛、呕逆。脉阴阳俱紧者，名为伤寒。

发热而渴，不恶寒者，为温病。

太阳中热者，暍是也。汗出、恶寒、身热而渴也。

太阳病，关节疼痛而烦，脉沉而细者，此名湿痹。其病小便不利，大便反快，但当利其小便，病者一身尽疼发热，日晡所剧者，此名风湿。

太阳病，发热无汗，反恶寒者，名曰刚痉。

太阳病，发热汗出，不恶寒者，曰柔痉。

要而言之，不过随症以分经，并非因经以定症，凭症用药，乃治疗者所不能违。至于病发何经，或始终只在一经，或转属他经，合病，并病，各经自有各经之证可验，断断然必不可以拘泥日数之多寡而定名取治。

沈氏尧封曰：即以渴字认燥热，小便不利验湿气，汗字判风寒。

程氏郊倩曰：仲景六经条中，不但从脉症上认病，要人兼审及病情。太阳曰：恶寒；阳明曰：恶热；少阳曰：喜呕；太阴曰：食不下；少阴曰：但欲寐；厥阴曰：不欲食。凡此皆病情也。

柯氏韵伯曰：太阳为一身手足壮热；阳明为蒸蒸发热；少阳为往来寒热；此三阳发热之差别也。

合参诸家，未有不偏重于认症的，所以桂枝、麻黄两汤，虽为正治太阳经中风、伤寒之正法。然而太阳篇中，除两汤外，尚有承气汤，抵当汤，真武汤等。

太阳病三日，发汗不解，头不痛，项不强，不恶寒，反恶热，蒸蒸发热者，属胃也，调胃承气汤主之。

太阳病，身黄，脉沉结，少腹硬，小便不利者为无血也；小便自利，其人如狂者，血证谛也。抵当汤主之。

太阳病发汗，汗出不解，其人仍发热，心下悸，头眩身𥆧动，振振欲擗地者，真武汤主之。

承气，白虎，虽为正治阳明之汤剂。然而阳明篇除两汤外，尚有太阳之桂枝汤，麻黄汤，少阳之小柴胡汤等。

阳明病，脉迟汗出多，微恶寒者，表未解也，可发汗，宜桂枝汤。

阳明病，脉浮无汗而喘者，发汗则愈，宜麻黄汤。

阳明病，发潮热，大便溏，小便自可，胸胁满不去者，小柴胡汤主之。

太阴经中亦有桂枝汤。

太阴病，浮脉者，可发汗，宜桂枝汤。

少阴经中亦有承气汤。

少阴病得之二三日，口燥咽干者，急下之，宜大承气汤。

柯氏之言曰："风寒本是一气，汤剂可以互投，或拘泥成法，强别六经，妄定风寒，则荆棘满途，无所措手矣，"又曰："仲景之道，至平至易，仲景之门，人人可入，而使茅塞如此，令学者如夜行歧路，莫之指归，不深可悯耶。"尤氏曰："能不胶于俗说，斯为豪杰之士，"予虽不敢望圣希豪，然取法乎上，仅得其中，为求中医之改进，当先不胶于谬见，不囿于邪说始，以莨莠一去，嘉禾自生，论中论脉、论症，精义独辟，审慎周详，自非他书所能几及。诚行之千年而无憾，推之中外而皆准。

徐氏灵胎曰："仲景之论脉，其立论反若甚疏，而应验如神，若执脉经之说，以为某病见某脉，某脉当得某病，虽内经亦间有之，不如是之拘泥繁琐也。试而不验，于是或咎脉之不准，或咎病之非真，或咎方药之不对症，而不知皆非也。"

再节录仲景脉法大纲，辨症用药法如下：

凡阴病见阳脉者生，阳病见阴脉者死。

凡脉浮，大，滑，动，数，此名阳也；沉，弱，涩，弦，微，迟，此名阴也。脉浮为在表，沉为在里，数为在府，迟为在藏。

寸脉下不至关为阳绝；尺脉上不至关为阴绝。此皆不治决死也。

寸口，关上，尺中，三处，大小浮沉迟数同等，虽有寒热不解者，此脉阴阳为和平，虽剧当愈。

表有病者，脉当浮大，里有病者，脉当沉细，肥人当沉，瘦人当浮。

辨燥屎用大承气汤攻下法：

（一）以小便利，不能食，辨燥屎；

若小便利者，大便当硬。

若不大便六七日，小便少者，虽不能食。但初头硬后必溏，未定成硬。须小便利，屎定硬，乃可攻之，宜大承气汤。

谵语有潮热，不能食者，胃中有燥屎五六枚也。宜大承气汤下之，若能食者但硬耳。

（二）以潮热、手足汗辨燥屎；

有潮热者，此外欲解，可攻里也。手足濈然汗出者，此大便已硬也。

阳明病潮热，大便硬者，可与大承气汤。不硬者，不可与之。

（三）以谵语辨燥屎；

下利，谵语者，有燥屎也。宜大承气汤。

汗出，谵语者，以有燥屎在胃中，须下之。

胃气不和，谵语者，少与调胃承气汤。

（四）以腹满、痛胀辨燥屎；

发汗不解，腹满痛者，急下之。宜大承气汤。

少阴病六、七日，腹胀不大便者，急下之。宜大承气汤。

吐后，腹胀满者，与调胃承气汤。

（五）以汗多辨燥屎；

阳明病其人汗多，以津液外出，胃中燥，大便必硬。

发热汗多者，急下之。宜大承气汤。

（六）以喘冒、不能卧辨燥屎；

小便不利，大便乍难乍易，时有微热，喘冒不能卧者，有燥屎也。宜大承气汤。

仲圣论症，概必如斯精详，惟恐或误，此特举其一例罢了。一经汇参，了如指掌，孰谓仲景之书是不易读呀。况且大便燥结一症，随在皆有，岂伤寒外皆不足为法呀。本论法治，最为扼要的如下：

本发汗而反下之，此为逆也；若先发汗，治不为逆。本先下之而反汗之，此为逆也；若先下之，治不为逆。

　　凡病若发汗，若吐，若下，若亡津液，阴阳自和者，必自愈。

　　古昔圣贤，殚精竭虑，本数十年的精力学识，发为至论名言，后之学者，不于此等真理处探索，偏于风中于卫，寒伤于营等谬处推敲，此正食古不化。所以不能日见精进而反日退，这是多么悲伤而可叹的事情呀！

二、杂症分辨

恶寒　恶风

恶寒为表未解

汗出微发热，恶寒者，外未解也。

头痛发热，微盗汗出，而反恶寒者，表未解也。

大下后复发汗，心下痞，恶寒者，表未解也。不可攻，当先解表，乃可攻里。

阳明病脉迟，汗出多，微恶寒者，表未解也。可发汗，宜桂枝汤。

恶寒为虚象

发汗后恶寒者，虚故也。不恶寒但热者，实也。当和胃气，与调胃承气汤。

发汗病不解，反恶寒者，虚故也，芍药附子甘草汤主之。

脉微而恶寒者，此阳阴俱虚，不可发汗更吐、更下也。

恶寒治例

少阴病，得之一、二日，口中和，其背恶寒者，当灸之。附子汤主之。

吐利汗出，小便复利，发热恶寒，四支拘急，厥冷脉微欲绝者，四逆汤主之。

恶风治例

太阳病项背强几几，无汗恶风者，葛根汤主之。

太阳病项背强几几，反汗出恶风者，桂枝加葛根汤主之。

往来寒热

治例

往来寒热，胸胁苦满，默默不欲饮食，心烦喜呕，或胸中烦而不呕，或渴，或腹中痛，或胁下痞硬，或心下悸，小便不利，或不渴，身有微热，或咳者，与小柴胡汤。

血弱气尽，腠理开，邪气因入，与正气相搏结于胁下，正邪分争，往来寒热，休作有时，与小柴胡汤。

伤寒十余日，热结在里，复往来寒热者，与大柴胡汤。

伤寒五、六日，已发汗而复下之。胸胁满，微结，小便不利，渴而不呕，但头汗出，往来寒热，心烦者，此为未解也，柴胡桂枝干姜汤主之。

发热

为阳气未泯

吐利手足不逆冷，反发热者不死，脉不至者，灸少阴七壮。

先厥后发热而利者，必自止，见厥复利。

为卫气不和

藏无他病，时发热，自汗出而不愈者，此卫气不和也。先其时发汗则愈，宜桂枝汤主之。

治例

啬啬恶寒，淅淅恶风，翕翕发热，鼻鸣干呕者，桂枝汤主之。

太阳病发热汗出者，此为营弱卫强，故使汗出，欲救邪风者，宜桂枝汤主之。

太阳病三日，发汗不解，头不痛，项不强，不恶寒，反恶热，蒸蒸发热者属胃也，调胃承气汤主之。

少阴病，始得之，无汗恶寒，反发热脉沉者，麻黄附子细辛汤主之。

脉浮紧，无汗发热身疼痛，八、九日不解，表症仍在，此当发其汗，麻黄汤主之。

病人烦热，汗出则解，又如疟状，日晡所发热者，属阳明也，脉实者宜下之，脉浮虚者，宜发汗。下之与大承气汤；发汗宜桂枝汤。

伤寒六、七日，发热微恶寒，支节烦疼，微呕，心下支结，外症未去者，柴胡桂枝汤主之。

发热汗出不解，心下痞硬，呕吐而下利者，大柴胡汤主之。

伤寒发热，啬啬恶寒，大渴欲饮水，其腹必满，自汗出，小便利，其病欲解（此肝乘肺也，名曰横，刺期门）。

发热头疼，脉反沉，若不差，身体痛，当救其里，宜四逆汤。

吐利汗出，小便复利，发热恶寒，四支拘急，厥冷，脉微欲绝者，四逆汤主之。

发汗汗出不解，仍发热，心下悸，头眩，身𥆧动，振振欲擗地者，真武汤主之。

潮热
为可下症
短气腹满而喘，潮热者，此外欲解，可攻里也。其热不潮，未可与承气汤。

治例
阳明病发潮热，大便溏，小便自可，胸胁满者，小柴胡汤主之。

伤寒十三日下之，胸胁满而呕，日晡所发潮热，已而微利，此本柴胡症，下之而不得利，今反利者，知医以丸药下之，非其治也。潮热者实也，先宜小柴胡汤以解外，后以柴胡芒硝汤主之。

阳明病谵语发潮热，脉滑而疾者，小承气汤主之。因与承气汤一升，腹中转矢气者，更服一升。若不转矢气者，勿更与之，明日不大便，脉反微涩者，里虚也。为难治，不可更与承气汤也。

二阳并病，太阳症罢，但发潮热，手足濈濈汗出，大便难而谵语者，下之则愈，宜大承气汤。阳明病潮热，大便硬者，可与大承气汤，不硬者不可与之。

自汗
为卫气不和

藏无他病，时发热，自汗出而不愈者，此卫气不和也。先其时发汗则愈，宜桂枝汤主之。

为吐后之变症

太阳病今自出汗，不恶寒发热，关上脉细数者，以医吐之过也。一、二日吐之者腹中饥，口不能食；三、四日吐之者，不喜糜粥，欲食冷食，朝食暮吐，以医吐之所致也。

治例

伤寒六七日不利，便发寒而利，其人汗出不止者死，有阴无阳故也。

病人脉阴阳俱紧，反汗出者，亡阳也。此属少阴，法当咽痛而复吐利。

大汗出热不去，内拘急，四支疼，又下利厥逆而恶寒者，四逆汤主之。

既吐且利，小便复利，而大汗出，下利清谷，内寒外热，脉微欲绝者，四逆汤主之。

太阳病发热汗出者，此为营弱卫强，故使汗出，欲救邪风者，宜桂枝汤。

病尝自汗出者，此为营气和，营气和者外不谐以卫气，不共营气谐和故耳。营行脉中，卫行脉外，复发其汗，营卫和则愈，宜桂枝汤。

心下痞而复恶寒汗出者，附子泻心汤主之。

阳明病发热汗多者，急下之，宜大承气汤。

头眩　头痛

头眩之症治

少阴病，下利止而头眩，时时自冒者死。

发汗汗出不解，仍发热，心下悸，头眩身𥉠动，振振欲擗地者，真武汤主之。

吐下后心烦逆满，气上冲胸，起则头眩脉沉紧，发汗则动经，身振振摇者，苓桂术甘汤主之。

头痛之症治

伤寒不大便，六、七日，头痛有热者，与承气汤。其小便清者，知不在里，仍在表也，当须发汗；若头痛者必衄，宜桂枝汤。

病发热头痛，脉反沉，若不差，身体疼痛，当救其里，宜四逆汤。

悸
明悸之因

太阳病发汗过多，其人叉手自冒心，心下悸。

太阳病，小便利者，以饮水多，必心下悸；小便少者，必苦里急也。

少阳病不可吐下，吐下则悸而惊。

太阳病若下之，身重心下悸者，不可发汗。

治例

脉浮数者，法当汗出而愈，若下之，身重心悸者，不可发汗，当自汗出乃解。所以然者，尺中脉微，此里虚，须表里实，津液自和，便自汗出愈。

伤寒厥而心下悸，宜先治水，与茯苓甘草汤。后治其厥。不尔，水渍入胃，必作利也。

伤寒汗出，而心下悸渴者，五苓散主之。不渴者茯苓甘草汤主之。

伤寒二、三日，心中悸而烦者，小建中汤主之。

伤寒脉结代，心动悸，炙甘草汤主之。

发汗后脐下悸者，欲作奔豚，苓桂甘枣汤主之。

发汗汗出不解，仍发热心下悸，头眩身𤞜动，振振欲擗地者，真武汤主之。

发汗过多，心下悸，欲得按者，桂枝甘草汤主之。

少阴病四逆，其人或悸者，四逆散加桂主之。

胸胁满
胸胁满之症治
设胸满胁痛者，与小柴胡汤。

阳明病发潮热，大便溏，小便自可，胸胁满者，小柴胡汤主之。

阳明病胁下硬满，不大便而呕，舌上白苔者，可与小柴胡汤。上焦得通，津液得下，胃气因和，身濈然汗出而解也。

伤寒四、五日，身热恶风，头项强，胁下满，手足温而渴者，小柴胡汤主之。

本太阳病不解，传入少阳者，胁下硬满，干呕不能食，往来寒热，尚未吐下，脉沉紧者，与小柴胡汤主之。

喘而胸满者，不可下，宜麻黄汤。

胸中痞硬，气上冲咽喉，不得息者，此胸中有寒也。当吐之，宜瓜蒂散。

烦热胸中窒者，栀子豉汤主之。

腹中寒气，雷鸣切痛，胸胁逆满，呕吐，附子粳米汤主之。

太阳中风，下利呕逆，表解者乃可攻之，其人浆浆汗出，发作有时，头痛心下痞，硬满引胁下痛，干呕短气，汗出不恶寒者，此表解里未和也，十枣汤主之。

胁下偏痛发热，其脉紧弦，此寒也。以温药下之，大黄附子汤主之。

心下满　心中满

辨结胸与虚痞之不同

心下满而硬痛者，此为结胸。但满而不痛者，此为虚痞。

结胸症可下

结胸热实，脉沉而紧，心下痛按之不硬者，大陷胸汤主之。

表邪未罢，医反下之，胃中空虚，客气动膈，阳气内陷，心中因硬，则为结胸，须陷胸丸攻之。

痞症不可下

心下痞硬而满，医见心下痞，谓病不尽，而复下之，其痞益甚，此非结热。但以胃中空虚，客气上逆，故使硬也，须诸泻心汤。

阳明病心下硬满者，不可攻之，攻之利遂不止者死；利止者愈。

心中满为可吐症

手足厥冷脉乍紧，邪结在胸中，心中满而烦，饥不能食者，病在胸中，当须吐之，宜瓜蒂散。

病如桂枝证，头不痛，项不强，寸脉微浮，胸中痞鞭，气上冲喉咽，不得息者，此为胸有寒也，当吐之，宜瓜蒂散。

治例

太阳病外症未除，而数下之，遂协热而利，利下不止，心下痞硬，表里不解者，桂枝人参汤主之。

按之心下满痛者，此为实也，当下之，大柴胡汤。

太阳中风，下利呕逆，表解者，乃可攻之，其人浆浆汗出，发作有时，头痛，心下痞鞭满，引胁下痛，干呕短气，汗出不恶寒者，此表解里未和也，十枣汤主之。

腹满

辨腹满之虚实

病者腹满，按之不痛为虚，痛者为实，可下之，舌黄未下者，下之黄自去。

为可下症

少阴病腹胀，不大便者，急下之，宜大承气汤。

腹满不减，减不足言，当下之，宜大承气汤。

发汗不解，腹满痛者，急下之，宜大承气汤。

大下后六、七日，不大便，烦不解，腹满痛者，此有燥屎也。所以然者，本有宿食故也，宜大承气汤。

腹大满不通者，可与小承气汤。微和胃气，勿令大泄下。

吐后腹胀满者，调胃承气汤主之。

本太阳病医反下之，因而腹满时痛者，属太阴也。桂枝加芍药汤主之。大实痛者，桂枝加大黄汤主之。

治例

腹满时减，复如故，此为寒，当与温药。

病腹满发热十日，脉浮而数，饮食如故，厚朴七物汤主之。

心胸中大寒痛，呕不能饮食，腹中满，上冲皮起出见有头足，上下痛而不可触近者，大建中汤主之。

少腹满　少腹硬

少腹硬满之症治

少腹硬满，应小便不利，今反利者，为有血也。

少腹硬，小便不利者，为无血也，小便自利，其人如狂者，血证谛也。

太阳病不解，热结膀胱，其人如狂，血自下，下者愈。其外未解者，尚未可攻，当先解外。外解已，但少腹急结者，乃可攻也。桃仁承气汤主之。

伤寒有热，少腹满，应小便不利，今反利者，为有血也。当下之，不可余药，宜抵当丸。

太阳病六、七日，表证仍在，脉微而沉，反不结胸，其人发狂者，以热在下焦。少腹当硬满，小便自利者，下血乃愈。所以然者，以太阳随经瘀热在里故也，抵当汤主之。

手足厥冷，不结胸，少腹满，按之痛者，此冷结在膀胱关元也。

不能食　能食

不能食为有燥屎

阳明病谵语有潮热，反不能食者，胃中有燥屎五、六枚也。宜大承气汤下之。若能食者但硬耳。

不能食为胃寒

阳明病不能食，攻其热必哕。所以然者，胃中虚冷故也。以其人本虚，故攻其热必哕。

阳明病若中寒不能食，小便不利，手足濈然汗出，此欲作痼瘕，必大便初硬后溏。所以然者，以胃中冷，水谷不别故也。

不能食为吐后之变症

太阳病今自汗出，不恶寒、发热，关上脉细者，以医吐之过也，一、二日吐之者，腹中饥，口不能食；三、四日吐之者，不喜糜粥，欲食冷食。朝食暮吐，以医吐之所致也。

能食为欲解

伤寒三日，三阳为尽，三阴当受邪，其人反能食而不呕，此为三阴不受邪也。

若脉迟，至六、七日不欲食，水停故也，为未解。食自可者为欲解。

能食之死症

伤寒脉迟六、七日，而反与黄芩汤彻其热，脉迟为寒，今与黄芩汤，复除其热，腹中应冷，当不能食，今反能食，此名除中必死。

小便不利　小便利　淋

小便不利为不可攻

不大便六、七日，头痛有热者，与承气汤。其小便清者，知不在里，仍在表也，当须发汗。

若小便利者，大便当硬，而反下利，脉调和者，知医以丸药下之，非其治也。

小便利为不能发黄

小便自利者，不能发黄。

阳明病无汗，小便不利，心中懊憹者，身必发黄。

阳明病被火，额上微汗出，小便不利者，必发黄。

小便利为蓄血

太阳病身黄脉沉结，少腹硬，小便不利者，为无血也。小便自利，其人如狂者，血证谛也。抵当汤主之。

伤寒有热，小腹满，应小便不利，今反利者，为有血也。当下之，不可余药，宜抵当丸。

小便自利者，下血乃愈。

小便难

少阴病咳而下利谵语者，被火气劫故也，小便必难，以强责少阴汗也。

阴虚则小便难。

小便色白

小便利，色白者，此热除也。

欲吐不吐，心烦但欲寐，自利而渴者，属少阴也。虚故引水自救，若小便色白者，少阴病形悉具。以下焦虚，有寒不能制水故也。

治例

大下之后，复发汗，小便不利者，亡津液故也，勿治之，得小便利，必自愈。

阳明病本自汗出，医更重发汗，病已差，尚微烦，不了了者，此大便必硬故也，以亡津液，胃中干燥，故令大便硬，当问其小便日几行，若本小便日三、四行，今日再行，故知大便不久出。今为小便数少，以津液当还入胃中，故知不久必大便也。

阳明病自汗出，若发汗小便自利者，此为津液内竭，虽硬不可攻之，当须自欲大便，宜蜜煎导而通之。若土瓜根，及大猪胆汁，皆为可导。

阳明病若脉浮发热，渴欲饮水，小便不利者，猪苓汤主之。

伤寒五、六日，已发汗而复下之，胸胁满，微结，小便不利，渴而不呕，但头汗出，往来寒热心烦者，此为未解也。柴胡桂枝干姜汤主之。

小便不利者，有水气，其人若渴，栝蒌瞿麦丸主之。

小便不利，蒲灰散主之。滑石白鱼散、茯苓戎盐汤并主之。

小便不利，大便乍难乍易，时有微热，喘冒不能卧者，有燥屎也，宜大承气汤。

吐利汗出，小便复利，发热恶寒，四支拘急，厥冷脉微欲绝者，四逆汤主之。

淋之症象
淋之为病，小便如粟状，小腹弦急，痛引脐中。
淋家不可发汗，发汗必便血。

不大便
明不大便之因
亡津液，大便因硬也。

治例
若不大便六、七日，恐有燥屎。欲知之法，少与小承气汤，汤入腹中转矢气者，此有燥屎，乃可攻之。若不转矢气，此但初头硬，后必溏，不可攻之，攻之必胀满不能食也。欲饮水者，与水则哕，其后发热者，必大便硬而少也，以小承气汤和之。不转矢气者，慎不可攻。

谵语发潮热，脉滑而疾者，小承气汤主之。因与小承气汤一升，腹中转矢气者，更服一升。若勿转矢气者，勿更与之，明日不大便，脉反微涩者，里虚也，为难治。不可更与承气汤也。

太阳病，若吐若下，若发汗，微烦，小便数，大便因硬者，与小承气汤和之愈。

不大便五、六日，绕脐痛，烦躁，发作有时者，此有燥屎，故使不大便也。

少阴病六、七日，腹胀不大便者，急下之，宜大承气汤。

伤寒若吐若下后，不解，不大便五、六日，至十余日，日晡所发潮热，不恶寒，独语如见鬼状，若剧者，发则不识人，循衣摸床，惕而不安，微喘直视，但发热谵语，大承气汤主之。若一服利，止后服。

若不大便六、七日，小便少者，虽不能食，但初头硬后必溏，未定成硬，攻之必溏，须小便利，屎定硬，乃可攻之，宜大承气汤。

伤寒不大便六、七日，头痛有热者，与承气汤。其大便圊者，知不在里，仍在表也。

伤寒不大便六七日，不恶寒，反恶热，头痛身热者，与承气汤。

伤寒六、七日，目中不了了，睛不和，无表里证，大便难，身微热者，此为实也。急下之，宜大承气汤。

少阴病得之二、三日，不大便，口燥咽干，急下之，宜大承气汤。

下利

下利之辨别

自利不渴者属太阴，以其藏有寒故也，当温之，宜四逆辈。

自利而渴者属少阴也，虚故引水自救，若小便色白者，以下焦虚，有寒不能制水故也。

下利脉沉而迟，面少赤，身有微热，下利清谷者，必郁冒汗出而解，病人必微厥，所以然者，其面戴阳，下虚故也。

伤寒四五日腹中痛，若转气下趋少腹者，此欲自利也。

下利之自愈者

下利有微热而渴，脉弱者，令自愈。

下利脉数有微热，汗出令自愈。设脉复紧为未解。

下利脉反弦，发热汗出者愈。

下利脉数而渴者，今自愈，设不差，必圊脓血，以有热故也。

少阴病，脉紧，至七、八日，自下利，脉暴微，手足反温，脉紧反去者，为欲解也。虽烦下利，必自愈。

辨生死

吐利手足不逆冷，反发热者不死，（八、九日一身手足尽热者，以热在膀胱，必便血也）脉不至者，灸少阴七壮。

下利手足厥冷，无脉者灸之。不温，若脉不还，反微喘者死。

下利后脉绝，手足厥逆，卒时脉还，手足温者生，脉不还者死。

发热而利，汗出不止者死，有阴无阳故也。

恶寒身蜷而利，手足逆冷者不治。若利自止，恶寒而蜷卧，手足温者可治。下利止而头眩，时时自冒者死。

伤寒六、七日，大下后，寸脉沉而迟，手足厥冷，下部脉不至，咽喉不利，吐脓血，泄利不止者为难治。

吐利烦躁四逆者死。

下利日十余行，脉反实者死。

发热下利至甚，厥不至者死。

直视谵语，下利者死。

少阴病下利脉微者，与白通汤，利不止，厥逆无脉，干呕烦者，白通加猪胆汁汤主之。服汤后，脉暴出者死，微续者生。

少阴病脉微细沉，但欲卧，汗出不烦，自欲吐，至五、六日，自利，复烦躁不得卧寐者死。

治例

下利气者，当利其小便。

下利清谷，不可攻表，汗出必胀满。

太阳与阳明合病者，必自下利，葛根汤主之，太阳与少阳合病，自下利者，与黄芩汤。

下利后腹胀满，身体疼痛者，先温其里，乃攻其表，温里宜四逆汤，攻表宜桂枝汤。

脉浮而迟，表热里寒，下利清谷者，四逆汤主之。

大汗出，热不去，内拘急，四肢疼，又下利，厥逆恶寒者，四逆汤主之。

吐利汗出，小便复利，发热恶寒，四肢拘急厥冷，脉微欲绝者，四逆汤主之。

下利清谷，里寒外热，手足厥逆，脉微欲绝，身反不恶寒，面色赤，或腹痛，或干呕，或咽痛，或利止脉不出者，通脉四逆汤主之。

下利清谷，里寒外热，汗出而厥，通脉四逆汤主之。

恶寒脉微而复利，亡血，四逆加人参汤主之。

热利下重者，白头翁汤主之。

下利欲饮水者，以有热故也，白头翁汤主之。

妇人产后，下利极虚，白头翁加甘草阿胶汤主之。

少阴病，二、三日至四、五日腹痛，小便不利，下利不止，便脓血者，桃花汤主之。

下利后更烦，按之心下濡者，为虚烦也，栀子豉汤主之。

下利肺痛，紫参汤主之。

气利，诃黎勒散主之。

下利谵语者，有燥屎也。小承气汤主之。

自利清水色纯青，心下必痛，口干舌燥者，急下之，宜大承气汤。

下利三部脉皆平，按之心下坚者，急下之，宜大承气汤。

下利脉迟而滑者，实也，利未欲止，急下之，宜大承气汤。

下利脉反滑者，当有所去，下乃愈，宜大承气汤。

下利已差，至其年月日时，复发者，以病不尽故也。当下之，宜大承气汤。

服汤药，下利不止，心下痞硬，服泻心汤已，复以他药下之，利不止，医以理中与之，利益甚。理中者，理中焦，此利在下焦，赤石脂禹余粮汤主之。复利不止者，当利其小便。

伤寒发热，汗出不解，心下痞鞭，呕吐而下利者，大柴胡汤主之。利不止，厥逆无脉，干呕烦者，白通加猪胆汁汤主之。

少阴病，下利六、七日，欬而呕渴，心烦不得眠者，猪苓汤主之。

少阴病下利咽痛，胸满心烦者，猪肤汤主之。

少阴病下利，白通汤主之。

少阴病二、三日不已，至四、五日腹痛，小便不利，四肢沉重疼痛，自下利者，此为有水气，其人或咳，或小便利，或呕者，真武汤主之。

少阳病，下利脉微涩，呕而汗出，必数更衣，反少者，当温其上，灸之。

大下后，寸脉沉而迟，手足厥逆，下部脉不至，咽喉不利，唾脓血，泄利不止者，为难治。麻黄升麻汤主之。

少阴病四逆，泄利下重，其人或咳或悸，或小便不利，或腹中痛者，四逆散主之。

便脓血
便血之先兆

太阳病，以火熏之，不得汗。其人必躁，到经不解，必圊血，名为火邪。

少阴病八、九日，一身手足尽热者，以热在膀胱，必便血也。

发热四日，厥反三日，复热四日，厥少热多，其病当愈，四日至七日，热不除者，其后必便脓血也。

若脉数不解，而下不止，必协热便脓血也。

热少厥微，指头寒，默默不欲食，烦躁数日，小便利，色白者，此热除也。欲得食，其病为愈，若厥而呕，胸胁烦满者，其后必便血。

下利寸脉反浮数，尺中自涩者，必圊脓血。

下利脉数而渴者，令自愈，设不差，必圊脓血，以有热故也。

淋家不可发汗，发汗必便血。

治例

少阴病腹痛，小便不利，下利不止，便脓血者，桃花汤主之。

少阴病，下利便脓血者，可刺。

下血，先便后血，此远血也，黄土汤主之。

下血，先血后便，此近血也，赤豆当归散主之。

吐衄

吐血之死候

吐血咳逆上气，其脉数而有热，不得卧者死。

验衄之止与未止

尺脉浮，目睛晕黄，衄未止。晕黄去，目睛慧了，知衄今止。

酒客易衄

酒客咳者，必致吐血，此因极饮过度所致也。

衄为阳重

太阳病，脉浮紧，无汗发热，身疼痛，八、九日不解，表症仍在，此当发其汗，麻黄汤主之。服药已微除，其人发烦目瞑，剧者必衄，衄乃解。所以然者，阳气重故也。

阳盛则欲衄。

脉浮发热，口干鼻燥，能食者则衄。

阳明病，口燥，但欲嗽水，不欲咽者，此必衄。

为迫汗后之险症

少阴病，但厥无汗，而强发之，必动其血，未知从何道出，或从口鼻，或从目出，是名下厥上竭为难治。

为自解之症

太阳病，脉浮紧，发热身无汗，自衄者愈。

治例

吐血不止者，柏叶汤主之。

心气不足，吐血衄血，泻心汤主之。

衄家不可汗，汗出必额上陷，脉紧急，直视不能眴，不得眠。

亡血不可发其表，汗出即寒栗而振。

渴

辨渴

太阳病，饮水多，小便利者，必心下悸，小便少者，必苦里急也。

服小青龙汤已，渴者，此寒去欲解也。

少阴病欲吐不吐，心烦但欲寐，自利而渴者，属少阴也，虚故引水自救。

治例

厥阴病，渴欲饮水者，少少与之愈。

下利欲饮水者，以有热故也，白头翁主之。

服桂枝汤已，大汗出后，大烦渴不解，脉洪大者，白虎加人参汤主之。

若吐若下后，六七日不解，热结在里。表里俱热，时时恶风，大渴，舌上干燥而烦，欲饮水数升者，白虎加人参汤主之。

伤寒脉浮，发热无汗，其表不解者，不可与白虎汤；渴欲饮水无表症者，白虎加人参汤主之。

伤寒无大热，口燥渴，心烦，背微恶寒者，白虎加人参汤主之。

渴欲饮水，口干燥者，白虎加人参汤主之。

中风发热，六七日不解而烦，有表里症，渴欲饮水，水入则吐者，名曰：水逆，五苓散主之。

脉浮小便不利，微热消渴者，五苓散主之。

发汗已，脉浮数烦渴者，五苓散主之。

太阳病，其人发热汗出，不恶寒而渴者，此转属阳明也。渴欲饮水者，少少与之，但以法救之，宜五苓散。

阳明病，汗出多而渴者，不可与猪苓汤。以汗多胃中燥，猪苓汤复利其小便故也。

渴欲饮水不止者，文蛤散主之。

男子消渴，小便反多，以饮一斗，小便亦一斗，肾气丸主之。

渴而下利，小便数者，皆不可发汗。

呕
辨先呕后渴，先渴后呕之不同

先呕却渴者，此为欲解；先渴却呕者，为水停心下，此属饮家。呕家本渴，今反不渴者，心下有支饮故也。

呕为传里之征

伤寒一日，太阳受之，脉若静者，为不传。颇欲吐，若躁烦，脉数急者为传也。

伤寒三日，三阳为尽，三阴当受邪，其人反能食而不呕，此为三阴不受邪也。

治例

呕家有痈脓，不可治呕，脓尽自愈。

病人欲吐者，不可下之。

伤寒呕多，虽有阳明症，不可攻之。

呕家不可用建中，以甘病也。

病人脉数，数为热。当消谷引食，而反吐者，此以发汗令阳气微，膈气虚，脉乃数也。数为客热，不能消谷，以胃中虚冷故吐也。

脉弦者虚也，胃气无余，朝食暮吐，变为胃反，寒在于上，医反下之，今脉反弦，故名曰：虚。

太阳病，过经十余日，心下温温欲吐，而胸中痛，大便反溏，腹微满，郁郁微烦，先其时极吐下者，与调胃承气汤。若不尔也，不可与。但欲呕，胸中痛，微溏者，此非柴胡症，以呕故知极吐下也。

太阳与阳明合病，不下利，但呕者，葛根加半夏汤主之。

伤寒本自寒下，医复吐下，寒格，更逆吐下，若食入口即吐，干姜黄连黄芩人参汤主之。

食谷欲呕者，属阳明也，吴茱萸汤主之。得汤反剧者，属上焦也。

呕而胸满者，吴茱萸汤主之。

干呕、吐涎沫、头痛者，吴茱萸汤主之。

饮食入口则吐，心中温温欲吐，复不能吐，始得之手足寒，脉弦迟者，此胸中实，不可不也，当吐之。若膈上有寒饮，干呕者，不可吐也，急温之，宜四逆辈。

呕而脉弱，小便复利，身有微热见厥者难治，四逆汤主之。

吐利汗出，小便复利，发热恶寒，四支拘急厥冷，脉微欲绝者，四逆汤主之。

干呕谷不得下者，小半夏汤主之。

胸中有热，胃中有邪气，腹中痛欲呕吐者，黄连汤主之。

呕而肠鸣，心下痞者，半夏泻心汤主之。

干呕而利者，黄芩加半夏生姜汤主之。

太阳与少阳合病，若呕者，黄芩加半夏生姜汤主之。

呕吐而病在膈上，后思水者解，急与之，思水者，猪苓散主之。

吐后渴欲得水而贪饮者，文蛤散主之。（兼主微风、脉紧、头痛）

呕而发热者，小柴胡汤主之。

阳明病，胁下硬满，不大便而呕，舌上白胎者，可与小柴胡汤。上焦得通，津液得下，胃气因和，身濈然汗出而解。

食已即吐者，大黄甘草汤主之。

干呕吐逆，吐涎沫，半夏干姜散主之。

胸中似喘不喘，似呕不呕，似哕不哕，彻心中愦愦无奈者，生姜半夏汤主之。

先渴后呕，为水停心下，小半夏加茯苓汤主之。

卒呕吐，心下痞，膈间有水，眩悸者，小半夏加茯苓汤主之。

伤寒汗出解之后，胃中不和，心下痞硬，干呕食臭，胁下有水气，腹中雷鸣，下利者，生姜泻心汤主之。

下之，柴胡症仍在者，先与小柴胡汤。呕不止，心下急，郁郁微烦者，为未解也。与大柴胡汤，下之则愈。

哕

明哕之因

阳明病不能食，攻其热必哕，所以然者，胃中虚冷故也。以其人本虚，故攻其热必哕。

若胃中虚冷，不能食者，饮水则哕。

大吐大下之，极虚，复极汗出者，以其外气怫郁，复与之水，以发其汗，因得哕，所以然者，胃中虚冷故也。

治例

哕而腹满，视其前后，知何部不利，利之愈。

干呕哕，若手足厥者，橘皮汤主之。

哕逆者，橘皮竹茹汤主之。

阳明中风，脉弦浮大而短气，腹都满，胁下及心痛，久按之气不通，鼻干不得汗，嗜卧，一身及面目悉黄，小便难，有潮热，时时哕，耳前后肿，刺之小差。外不解，病过十日，脉续浮者，与小柴胡汤。脉但浮，无余证者，与麻黄汤。若不尿，腹满加哕者，不治。

有潮热，时时哕，与小柴胡汤。

胃反

明胃反之因

脾伤则不磨，朝食暮吐，暮食朝吐，宿谷不化，名曰：胃反，脉紧而涩，其病难治。

治例

胃反呕吐者，大半夏汤主之。

食已即吐者，大黄甘草汤主之。

胃反吐，而渴欲饮水者，茯苓泽泻汤主之。

蛔虫

蛔虫之症治

病腹痛有虫，其脉何以别之，曰：腹中痛，其脉当沉，若脉反洪大，故有蛔虫。

病人有寒，复发汗，胃中冷，必吐蛔。

蛔虫之为病，令人吐涎，心痛发作有时，毒药不止者，甘草粉蜜汤主之。

蛔厥者，当吐蛔。今病者静而复时烦，此为藏寒，蛔上入其膈，故烦，须臾复止，得食而呕。又烦者，蛔闻食臭出，其人当自吐蛔。蛔厥者，乌梅丸主之。

宿食

宿食之脉证并治

人有宿食，何以别之，曰：寸口脉浮而大，按之反涩，尺中亦微而涩，故知有宿食，大承气汤主之。

脉数而滑者，实也，此有宿食，下之愈，宜大承气汤。

下利不欲食者，此有宿食，当下之，宜大承气汤。

宿食在上脘，当吐之，宜瓜蒂散。

脉紧如转索无常者，宿食也。

脉紧头痛风寒，腹中有宿食不化也。

烦躁

明烦躁之因

吐利止而脉平小烦者，以新虚不胜谷气故也。

欲自解者，必当先烦，乃有汗而解。

为传里之征

伤寒一日，太阳受之，脉若静者，为不传。颇欲吐，若躁烦，脉数急者，为传也。

伤寒六、七日无大热，其人躁烦者，此为阳去入阴故也。

辨生死

少阴病，恶寒而蜷，时自烦，欲去衣被者可治。

伤寒六、七日脉微，手足厥冷烦躁，灸厥阴，厥不还者死。

少阴病，四逆恶寒而蜷，脉不至，不烦而躁者死。

少阴病，吐利烦躁四逆者死。

少阴病，（脉沉微细，但欲卧）汗出不烦，自欲吐，至五、六日自利，复烦躁不得卧寐者死。

治例

不大便五、六日，绕脐痛，烦躁发作有时者，此有燥屎也。

心中懊憹而烦，胃中有燥屎者，可攻之，宜大承气汤。

得病二、三日，脉弱，无太阳柴胡证。烦躁，心下硬，至四、五日，虽能食，以小承气汤，少少与微和之，令小安。至六日，与承气汤一升，若不大便六、七日，小便少者，虽不能食，但初头硬，后必溏，未定成硬，攻之必溏。须小便利，屎定硬，乃可攻之，宜大承气汤。

大下后，六七日不大便，烦不解，腹满痛者，此有燥屎也。所以然者，以本有宿食故也，宜大承气汤。

太阳中风，脉浮紧，发热恶寒，身疼痛，不汗出而烦躁者，大青龙汤主之。

心烦喜呕，或胸中烦而不呕者，小柴胡汤主之。

少阴病二、三日，心中烦不得卧者，黄连阿胶汤主之。

少阴病下利咽痛，胸满心烦者，猪肤汤主之。

下之后更烦，按之心下濡者，为虚烦也，宜栀子豉汤。

发汗吐下后，虚烦不得眠，若剧者，必反复颠倒，心中懊憹者，栀子豉汤主之。

心烦腹满，卧起不安者，栀子厚朴汤主之。

医以丸药大下之，身热不去，微烦者，栀子干姜汤主之。

手足厥冷，脉乍紧者，邪在胸中，心中满而烦，饥不能食者，病在胸中，当吐之，宜瓜蒂散。

少阴病下利六、七日，欬而呕渴，心烦不得眠者，猪苓汤主之。

阳明病，不吐不下，心烦者，可与调胃承气汤。

发热六、七日，不解而烦，有表里症，渴欲饮水，水入则吐者，名曰：水逆。五苓散主之。多饮暖水汗出愈。

少阴病吐利，手足厥冷，烦躁欲死者，吴茱萸汤主之。

伤寒二三日，心中悸而烦者，小建中汤主之。

发汗若下之，病仍不解，烦躁者，茯苓四逆汤主之。

下之后，复发汗，昼日烦躁不得眠，夜而安静，不呕不渴，无表证，脉沉微，身无大热者，干姜附子汤主之。

懊憹

懊憹之症治

阳明病下之，其外有热，手足温，不结胸，心中懊憹，饥不能食，但头汗出者，栀子豉汤主之。

发汗吐下后，虚烦不得眠，若剧者，必反复颠倒，心中懊憹，栀子豉汤主之。若少气者，栀子甘草豉汤。

若呕者，栀子生姜豉汤。

阳明病下之，心中懊憹而烦，胃中有燥屎者，可攻。腹微满、初头硬，后必溏，不可攻之。若有燥屎者，宜大承气汤。

阳明病，脉浮而紧，咽燥口苦，腹满而喘，发热汗出，不恶寒，反恶热，身重。若发汗则躁，心愦愦，反谵语；若加温针，必怵惕烦躁，不得眠；若下之，则胃中空虚，客气动膈，心中懊憹，舌上苔者，栀子豉汤主之。

阳明病无汗，小便不利，心中懊憹者，身必发黄。

谵语
谵语与郑声之辨
夫实则谵语，虚则郑声，郑声者重语也。

明谵语之因
津液越出，大便为难，表虚里实，久则谵语。

少阴病，咳而下利谵语者，被火气劫故也。小便必难，以强责少阴汗也。

死候
直视谵语，喘满者死，下利者亦死。

发汗多，若重发汗者，亡其阳，谵语脉短者死，脉自和者不死。

治例

阳明病多汗，以津液外出，胃中燥，大便必硬，硬则谵语，小承气汤主之。若一服谵语止，更莫后服。

下利谵语者，有燥屎也，宜小承气汤。

阳明病，谵语发潮热，脉滑而疾者，小承气汤主之。因与承气汤一升，腹中转矢气者，更服一升；若不转矢气者，勿更与之；明日不大便，脉反微涩者，里虚也，为难治，不可更与承气汤也。

汗出谵语者，以有燥屎在胃中（此为风也）。须下之，过经乃可下之，下之若早，语言必乱，表虚里实故也。下之则愈，宜大承气汤。

谵语者，以有热也，当以汤下之，宜调胃承气汤。

若胃气不和谵语者，少与调胃承气汤。

伤寒十三日不解，过经谵语者，以有热故也。当以汤下之，若小便利者，大便当硬，而反下利。

脉调和者，知医以丸药下之，非其治也，若自下利者，脉当微，今反和者，此为内实也。调胃承气汤主之。

伤寒若吐若下后不解，不大便五、六日，上至十余日，日晡所发潮热，不恶寒，独语如见鬼状；若剧者，发则不识人，循衣摸床，惕而不安，微喘直视，脉弦者生；涩者死；微者，但发热谵语者，大承气汤主之。若一服利，则止后服。

伤寒八、九日，下之，胸满烦惊，小便不利谵语，一身尽重，不可转侧者，柴胡加龙骨牡蛎汤主之。

下血谵语者，此为热入血室。但头汗出者，刺期门，随其实而泻之，濈然汗出而愈。

妇人中风发热恶寒，经水适来，得之七、八日，热除而脉迟身凉，胸胁下满，如结胸状，谵语者，此为热入血室也。当刺期门，随其实而取之。

妇人伤寒，发热，经水适来，昼日明了，暮则谵语，如见鬼状者，此为热入血室，无犯胃气及上二焦，必自愈。

振战

明振战之因

下之后，复发汗，必振寒，脉微细，所以然者，以内外俱虚故也。

亡血家不可发汗，发汗则寒栗而振。

战为欲解之兆

病有战而汗出，因得解者何也？曰：脉浮而紧，按之反芤，此为本虚，故当战而汗出也。其人本虚，故当发战。（以脉浮故当汗出而解，若脉浮而数，按之不芤，

此人本不虚，若欲自解，但汗出耳，不发战也）

脉浮而迟，面色赤而战惕者，六、七日当汗出而解，迟为无阳，不能作汗，其身必痒也。

治例

吐下后，心下逆满，气上冲胸，起则头眩，脉沉紧，发汗则动经，身为振振摇者，苓桂术甘汤主之。

太阳发汗不解，仍发热心下悸，头眩身𥆧动，振振欲擗地者，真武汤主之。

发黄
黄病之症象

太阴当发身黄，小便自利者，不能发黄。

脉沉，渴欲饮水，小便不利者，皆发黄。

腹满身痿黄，躁不得睡，属黄家。

疸而渴者，其疸难治；疸而不渴者，其疸可治。发于阴部，其人必呕；阳部其人必振寒而发热也。病黄疸，发热烦渴，胸满口燥者，以病发时，大劫其汗，两热相得。然黄家所得，从湿得之，一身尽热而黄，肚热热在里，当下之。

热盛发黄

太阳病中风，以火劫发汗，邪风被火热，血气流溢，失其常度，两阳相熏灼，其身必发黄。

太阳病，医反下之，若不结胸，但头汗出，余处无汗，剂颈而还，小便不利，身必发黄。

阳明病被火，额上微汗出，小便不利者，必发黄。

阳明病无汗，小便不利，心中懊𢚩，身必发黄。

寒湿发黄

伤寒发汗已，身目为黄。所以然者，寒湿在里不解故也。不可下，于寒湿中求之。

谷疸之症治

风寒相搏，食谷即眩，谷气不消，胃中苦浊，浊气下流，小便不通，阴被其寒，热流膀胱，身体尽黄，名曰谷疸。

谷疸之病，寒热不食，食即头眩，心胸不安，久久发黄，为谷疸。茵陈蒿汤主之。

阳明病脉迟，腹满食难用饱，饱则发烦头眩，小便必难，此欲作谷疸，虽下之，腹满如故；所以然者，脉迟故也。

酒疸之症治

心中懊𢚩而热，不能食，时欲吐，名曰酒疸。

病酒黄疸，必小便不利，其候心中热，足下热，是其证也。

酒黄疸者，或无热，清言了了，腹满欲吐，鼻燥，其脉浮者，先吐之，沉弦者先下之。

酒疸心中热，欲吐者，吐之愈。

酒疸心中懊憹，或热痛，栀子大黄汤。

酒疸下之，久久为黑疸，目青，面黑，心中如啖蒜齑状，大便正黑，皮肤爪之不仁，其脉浮弱，虽黑微黄，故知之。

女劳疸之症治

额上黑，微汗出，手足中热，薄暮即发，膀胱急，小便自利，名曰：女劳疸，腹如水状不治。

黄家日晡所发热，而反恶寒，此为女劳得之。膀胱急，少腹满，身尽黄，额上黑，足下热，作黑疸，其腹胀如水状，大便必黑，时溏，此女劳之病，非水病也。腹满者难治，硝石矾石散主之。

死候

病者痿黄，燥而不渴，胸中实寒，而利不止者死。

治例

阳明病发热汗出，此为热越，不能发黄也。但头汗出身无汗，剂颈而还，腹满小便不利，渴饮水浆，此为瘀热在里，身必发黄，茵陈蒿汤主之。

身黄如橘子色，小便不利，腹微满者，茵陈蒿汤主之。

身黄发热者，栀子柏皮汤主之。

伤寒瘀热在里，身必发黄，麻黄连翘赤小豆汤主之。

诸黄，猪膏发煎主之。

黄疸病，茵陈五苓散主之。

诸病黄家，但利其小便，假令脉浮，当以汗解之，宜桂枝加黄芪汤主之。

诸黄腹满，小便不利而赤，自汗出，此为表和里实，当下之，宜大黄硝石汤。

黄疸病，小便色不变，欲自利，腹满而喘，不可除热，热除必哕，哕者小半夏汤主之。

诸黄腹痛而呕者，宜柴胡汤。

男子黄，小便自利，当与虚劳小建中汤。

愈期

黄疸之病，当以十八日为期，治之十日以上瘥，反剧为难治。

发狂

发狂之症治

太阳病不解，热结膀胱，其人如狂，血自下，下者愈。其外不解者，尚未可攻，当先解外。外解已，但少腹急结者，乃可攻之，宜桃仁承气汤。

太阳病，身黄，脉沉结，少腹硬，小便不利者，为无血也。小便自利，其人如狂者，血证谛也，抵当汤主之。

太阳病六、七日，表症仍在，脉微而沉，反不结胸，其人发狂者，以热在下焦。少腹当硬满，小便自利者，下血乃愈。所以然者，以太阳随经瘀热在里故也，抵当汤主之。

伤寒脉浮，医以火迫劫之，亡阳，必惊狂起卧不安者，桂枝去芍药加蜀漆牡蛎龙骨救逆汤主之。

疟

瘅疟

阴气孤绝，阳气独发，则热而少气烦冤，手足热而欲呕，名曰瘅疟。若但热不寒者，邪气内藏于心，外舍分肉之间，令人消烁肌肉。

温疟

温疟者，其脉如平，身无寒但热，骨节烦疼，时呕，白虎加桂枝汤主之。

牡疟

疟多寒者，名曰：牡疟，蜀漆散主之。

疟母

病疟以月一日发，当十五日愈，设不差，当月尽解，如其不差，当云何？曰此结为癥瘕，名曰：疟母。当急治之，宜鳖甲煎丸。

疟脉

疟脉自弦，弦数者多热；弦迟者多寒。弦小紧者，下之差。弦迟者可温之，弦紧者可发汗针灸也。浮大者可吐之，弦数者风发也，以饮食消息止之。

厥
释厥

凡厥者，阴阳气不相顺接，便为厥，厥者，手足逆冷是也。

辨藏厥与蛔厥

脉微而厥，至七、八日肤冷，躁无暂安时者，此为藏厥。非蛔厥也，蛔厥者当吐蛔。今静而复时烦，此非藏寒，蛔上入膈故烦，须臾复止，得食而呕，蛔闻食臭出，故吐蛔。蛔厥者，乌梅丸主之。（此方又主久利。）

厥之重、轻当以热之多、寡为进退

病厥五日，热亦五日，设六日当复厥，不厥者自愈。厥终不过五日，故知自愈。

厥四日，热反三日，复厥五日，其病为进，寒多热少，阳气退，故为进也。

发热四日，厥反三日，复热四日，厥少热多，其病当愈，四日至七日，热不除者，其后必便脓血也。

热少厥微，指头寒，默默不欲饮食，烦躁数日，小便利，色白者，此热除也，欲得食，其病为愈。若厥而呕，胸胁逆满者，其后必便脓血。先厥后发热而利者，必自止，见厥复利。

厥之属于伏热深沉者

伤寒一、二日至四、五日而厥者，必发热。前热者后必厥，厥深者热亦深，厥微者热亦微，厥应下之，而反发汗者，必口伤烂赤。

死候

发热而厥，七日下利为难治。

发热下利至甚，厥不止者死。

发热下利厥逆，躁不得卧者死。

少阴病，但厥无汗，而强发之，必动其血。未知从何道出，或从口鼻，或从目出，是名：下厥上竭为难治。

伤寒六、七日，脉微，手足厥冷，烦躁，灸厥阴，厥不还者死。

治例

诸四逆厥者，不可下之，虚家亦然。

伤寒脉促，手足厥者，可灸之。

脉滑而厥者，里有热也，白虎汤主之。

大汗若大下利而厥逆者，四逆汤主之。

呕而脉弱，小便复利，身有微热见厥者，难治，四逆汤主之。

手足厥寒，脉细欲绝者，当归四逆汤主之。若其人内有久寒者，宜当归四逆加吴茱萸生姜汤。

下利清谷，里寒外热，汗出而厥者，通脉四逆汤主之。

吐下已断，汗出而厥，四支拘急不解，脉微欲绝者，通脉四逆加猪胆汁汤主之。

厥而心下悸者，宜先治水，当服茯苓甘草汤，却治其厥，不尔，水渍入胃，必作利也。

痉

痉之症象

病者身热足寒，颈项强急，恶寒，时头热面赤目赤，独头动摇，卒口噤背反张者，痉病也。

辨刚痉与柔痉

太阳病，发热无汗，反恶寒者，名曰：刚痉。

太阳病，发热汗出而不恶寒者，名曰：柔痉。

痉脉

痉脉按之紧如弦，直上下行。

脉沉而细者，为难治。

明痉之因

太阳病，发汗太多，因致痉。

风病下之则痉，复发汗，必拘急。

疮家虽身疼痛，不可发汗，汗出则痉。

治例

太阳病其证备，身体强几几然，脉反沉迟，此为痉，栝蒌桂枝汤主之。

太阳病，无汗而小便反少，气上冲胸，口噤不得语，欲作刚痉，葛根汤主之。

痉为病，胸满口噤，卧不着席，脚挛，必齘齿，大承气汤主之。

痉病有灸疮，难治。

误治后之变症

若发其汗者，寒湿相搏，其表益虚，即恶寒甚，发其汗已，其脉如蛇。

湿痹

湿痹之脉症

太阳病，关节疼痛而烦，脉沉而细者，此名：中湿，亦名湿痹。湿痹之候，小便不利，大便反快，但当利其小便。

湿家之为病，一身尽疼，发热，身色如熏黄也。

治例

湿家病，身疼发热，面黄而喘，头痛鼻塞而烦，其脉大，自能饮食，腹中和无病，病在头中寒湿，故鼻塞，内药鼻中则愈。

湿家身烦疼，可与麻黄加术汤。发其汗为宜，慎不可以火攻之。

忌下

湿家，其人但头汗出，背强欲得被覆向火，若下之太早则哕。或胸满小便不利，舌上如苔者，以丹田有热，胸上有寒，渴欲得饮，而不能饮，则口燥烦也。

湿家下之，额上汗出，微喘，小便利者死；若下利不止者亦死。

风湿

风湿之症象及原因

病者一身尽疼发热，日晡所剧者，此名：风湿。此病伤于汗出当风，或久伤取冷所致也。可与麻黄杏仁薏苡甘草汤。

治例

风湿相搏，一身尽疼痛，法当汗出而解。值天阴雨不止，医云：此可发其汗，汗之病不愈者何也？盖发其汗，汗大出者，但风气去，湿气在，是故不愈也。若治风湿者，但微微似欲汗出者，风湿俱去也。

风湿脉浮，身重汗出恶风者，防己黄芪汤主之。

伤寒八、九日，风湿相搏，身体疼烦，不能自转侧，不呕不渴，脉浮虚而涩者，桂枝附子汤主之。若大便坚，小便自利者，白术附子汤主之。

风湿相搏，骨节疼烦，掣痛不得屈伸，近之则痛剧，汗出短气，小便不利，恶风不欲去衣，或身微肿者，甘草附子汤主之。

中热
中热之症象及脉冶

太阳中热者，暍是也，汗出恶寒，身热而渴，白虎加人参汤主之。

太阳中暍，身热疼重，而脉微弱，此以夏月伤冷水，水行皮中所致也，一物瓜蒂汤主之。

太阳中暍，发热恶寒，身重而疼痛，其脉弦细芤迟，小便已，洒洒然毛耸，手足逆冷，小有劳，身即热，口开前板齿燥，若发其汗，则恶寒甚，加温针则发热甚，数下之则淋甚。

中风
辨中风与痹之不同

风之为病，当半身不遂，或但臂不遂者，此为痹，脉微而数，中风使然。

明中风之因及辨邪气在络、在经、在府、在藏，之不同

络脉空虚，贼邪不泻，或左或右，邪气反缓，正气即急，正气引邪，喎僻不遂，邪在于络，肌肤不仁；邪

在于经，即重不胜；邪入于府，即不识人；邪入于藏，舌即难言，口吐涎沫。

邪气中经，则身痒而瘾疹，心气不足，邪气入中，则胸满而短气。

治例

大风，四支烦重，心中恶寒不足者，侯氏黑散。

除热瘫痫，风引汤。

病如狂状，妄行独语不休，无热，其脉浮，防己地黄汤。

历节
历节病之症因

汗出入水中，如水伤心，历节痛，黄汗出，故曰：历节。

风血相搏，即疼痛如掣。

盛人脉涩小，短气自汗出，历节疼，不可屈伸，此皆饮酒汗出当风所致。

营气不通，卫不独行，营卫俱微，三焦无所御，四属断绝，身体羸瘦，独足肿大，黄汗出，胫冷，假令发热，便为历节也。

治例

诸肢节疼痛，身体尪羸，脚肿如脱，头眩短气，嗢嗢欲吐，桂枝芍药知母汤主之。

病历节，不可屈伸疼痛，乌头汤主之。

血痹

血痹之症因及治法

血痹之病，从何得之？曰：尊荣之人，骨弱肌肤盛，重因疲劳汗出，卧不时动摇，加被微风遂得之。宜针引阳气，令脉和，紧去则愈。

血痹阴阳俱微，外证身体不仁，如风痹状，黄芪桂枝五物汤主之。

虚劳

虚劳病之脉症及治法

男子脉虚沉弦，无寒热，短气里急，小便不利，面色白，时目瞑，兼衄，少腹满，此为劳使之然。

若肠鸣马刀侠瘿者，皆为劳得之。

男子面色薄，主渴及亡血，卒喘悸，脉浮者里虚也。

劳之为病，其脉浮大，手足烦，春夏剧，秋冬差，阴寒精自出，酸削不能行。

男子脉浮弱而涩，为无子，精气清冷。

男子平人脉大为劳，脉极虚亦为劳。

失精家，少腹弦急，阴头寒，目眩发落，脉极虚芤迟，为清谷亡血失精，脉得诸芤动微紧，男子失精，女子梦交，桂枝龙骨牡蛎汤主之。

虚劳里急悸衄，腹中痛，梦失精，四肢酸疼，手足烦热，咽干口燥，小建中汤主之。

虚劳里急诸不足，黄芪建中汤主之。

虚劳腰痛，少腹拘急，小便不利者，八味肾气丸主之。

虚劳诸不足，风气百疾，薯蓣丸主之。

虚劳虚烦不得卧，酸枣仁汤主之。

五劳虚极羸瘦，腹满不能饮食、食伤、忧伤、饮伤、房劳伤、饥伤、劳伤、经络营卫气伤，内有干血，肌肤甲错，两目黯黑，缓中补虚，大黄䗪虫丸主之。

瘀血

瘀血之症象

胸满唇痿，舌青口燥，但欲漱水不欲咽。无寒热，脉微大来迟，腹不满，其人言我满，为有瘀血。

治例

病者有如热状，烦满，口干燥而渴，其脉反无热，此为阴伏，是瘀血也，当下之。

阳明症，其人喜忘者，必有蓄血，所以然者，本有久瘀血，故令喜忘，屎虽鞭，大便反易，其色必黑，宜抵当汤下之。

病人无表里证，发热七、八日，虽脉浮数者，可下之，假令已下，脉数不解，合热则消谷善饥，至六、七日，不大便者，有瘀血，宜抵当汤。

咽痛　咽疮
治例

少阴病，二、三日，咽痛者，可与甘草汤。不差者，与桔梗汤。

少阴病，咽中痛，半夏散及汤主之。

少阴病，咽中伤生疮，不能语言，声不出者，苦酒汤主之。

肺痈
肺痈之原因及症象

风中于卫，呼气不入，热过于营，吸而不出，风伤皮毛，热伤血脉，风舍于肺，其人则咳，口干喘满，咽燥不渴，多唾浊沫，时时振寒，热之所过，血为之凝滞，蓄结痈脓，吐如米粥，始萌可救，脓成则死。

口中辟辟燥，欬即胸中隐隐痛，脉反滑数，此为肺痈，欬唾脓血。

辨肺痿与肺痈之脉

脉数虚者，为肺痿；数实者为肺痈。

治例

肺痈，胸满胀，一身面目浮肿，鼻塞，清涕出，不闻香臭酸辛，欬逆上气，喘鸣迫塞，葶苈大枣泻肺汤主之。

肺痈喘不得卧，葶苈大枣泻肺汤主之。

欬而胸满，振寒脉数，咽干不渴，时出浊，唾腥臭，久久吐脓，如米粥者，为肺痈，桔梗汤主之。

肺痿
明肺痿之因

热在上焦者，因咳为肺痿，肺痿之病，从何得之？曰：或从汗出，或从呕吐，或从消渴，小便利数，或从便难，又被快药下利，重亡津液，故得之。

肺痿之脉症

寸口脉数，其人咳，口中反有浊唾涎沫者，为肺痿之病。

辨似肺痿而非肺痿者

肺痿吐涎沫而不咳者，其人不渴，必遗尿，小便数，所以然者，以上虚不能制下故也。此为肺中冷，必眩，多涎唾，甘草干姜汤以温之。若服汤已，渴者，属消渴。

肺胀

肺胀之症象

上气喘而躁者，此为肺胀，欲作风水，发汗则愈。

痛在骨节，欬而喘不渴者，此为肺胀，其状如肿，发汗则愈。

治例

欬而上气，此为肺胀，其人喘，目如脱状，脉浮大者，越婢加半夏汤主之。

肺胀咳而上气，烦燥而喘，脉浮者，心下有水，小青龙加石膏汤主之。

上气　息高

死候

上气面浮肿，肩息，其脉浮大，不治，又加下利尤甚。

少阴病，六、七日，息高者死。

治例

欬而上气，喉中水鸡声，射干麻黄汤主之。

欬逆上气，时时吐浊，但坐不得眠，皂荚丸主之。

火逆上气，咽喉不利，上逆下气，麦门冬汤主之。

痰饮

水在五藏之症象

水在心，心下坚筑，短气，恶水不欲饮。

水在肺，吐涎沫，欲饮水。

水在脾，少气身重。

水在肝，胁下支满，嚏而痛。

水在肾，心下悸。

留饮之症治

心下有留饮，其人背寒冷如掌大。

留饮者，胁下痛，引缺盆，欬嗽则撒已。

胸中有留饮，其人短气而渴，四支历节痛，脉沉者，有留饮。

病者脉伏，其人欲自利，利反快，虽利，心下续坚满，此为留饮欲去故也，甘遂半夏汤主之。

痰饮之症治

素盛今瘦，水走肠间，沥沥有声，谓之痰饮。

病痰饮者，当以温药和之。

心下有痰饮，胸胁支满，目眩，苓桂术甘汤主之。

短气有微饮，当从小便去之，苓桂术甘汤主之。肾气丸亦主之。

悬饮之症治

饮后水流在胁下，欬唾引痛，谓之悬饮。

病悬饮者，十枣汤主之。

溢饮之症治

饮水流行，归于四支，当汗出而不汗出，身体疼重，谓之溢饮。

病溢饮者，当发其汗，大青龙汤主之。小青龙汤亦主之。

伏饮之症

膈上病，痰满喘咳吐，发则寒热，背痛腰疼，目泣自出，其人振振身瞤剧，必有伏饮。

肺饮之脉症

肺饮不弦，但苦喘知气。

支饮之症治及脉

咳逆倚息，短气不得卧，其形如肿，谓之支饮。

久咳数岁，其脉弱者可治，实大数者死，其脉虚者必苦冒，其人本有支饮，在胸中故也，治属饮家。

支饮亦喘而不能卧，加短气，其脉平也。

呕家本渴，渴者为欲解，今反不渴，心下有支饮故也，小半夏汤主之。

膈间支饮，其人喘满，心下痞坚，而色黧黑，其脉沉紧，得之数十日，医吐下之，不愈，木防己汤主之。虚者即愈，实者三日复发。复与不愈者，前汤去石膏加茯苓芒硝汤主之。

心下有支饮，其人苦冒眩，泽泻汤主之。

支饮胸满者，厚朴大黄汤主之。

支饮不得息，葶苈大枣泻肺汤主之。

支饮家，咳烦胸中痛者，不卒死，至百日或一岁，宜十枣汤。

欬逆倚息不得卧，小青龙汤主之。青龙汤下已，多唾口燥，寸脉沉、尺脉微，手足厥逆，气从小腹上冲胸咽，手足痹，其面翕热如醉状，因复下流阴股，小便难，时复冒者，与茯苓桂枝五味甘草汤，治其气冲。冲气即低，而反更欬，胸满者，用前汤去桂加干姜、细辛以治其欬满。欬满即止，而更复渴，冲气复发者，以细辛、干姜为热药也。服之当遂渴，而渴反止者，为支饮也。支饮者法当冒，冒者必呕，呕者复内半夏以去其水，水去呕止，其人形肿者，加杏仁主之。其症应内麻黄，以其人遂痹，故不内之，若逆而内之者必厥。所以然者，其人血虚，麻黄发其阳故也。若面热如醉，此为胃热，上冲熏其面，加大黄以利之。

水气
五藏水气之症象

心水者，其身重而少气，不得卧，烦而躁，其人阴肿。

肝水者，其腹大，不能自转侧，胁下腹痛，时时津液微生，小便续通。

肺水者，其身肿，小便难，时时鸭溏。

脾水者，其腹大，四支苦重，津液不生，但苦少气，小便难。

肾水者，其腹大，脐肿腰痛，不得溺，阴下湿，如牛鼻上汗，其足逆冷，面反瘦。

明水病之因

病下利后，渴欲饮水，小便不利，腹满因肿者，此法当病水，若小便自利及汗出者，自当愈，寸口脉弦而紧，弦则卫气不行，即恶寒，水之活流，走于肠间。

水病之脉

脉得诸沉，当责有水，身体肿重，水病脉出者死。

治水大法

诸有水者，腰以下当利小便；腰以上肿，当发汗乃愈。

夫水病人，目下有卧蚕，面目鲜泽，脉伏，其人消渴，病水腹大，小便不利，其脉沉绝者有水，可下之。

正水之脉症

正水，其脉沉迟，外症自喘。

石水之脉症

石水，其脉自沉，外症腹满不喘。

里水之脉症及治法

里水者，一身面目黄肿，其脉沉，小便不利，故令病水，假令小便自利，此亡津液，故令渴，越婢加术汤主之。

里水，越婢加术汤主之。甘草麻黄汤亦主之。

皮水之症治

皮水，其脉亦浮，外症胕肿，按之没指，不恶风，其腹如鼓，不渴当发其汗，渴而不恶寒者，此为皮水身肿而冷，状如周痹。

皮水为病，四支肿，水气在皮肤中，四支聂聂动者，防己茯苓汤主之。

厥而皮水者，蒲灰散主之。

风水之脉症及治法

风水，其脉自浮。外症骨节疼痛恶风。

寸口脉沉滑者，中有水气，面目肿大，有热名曰：风水。

视人之目窠上微肿如蚕，新卧起状，其颈脉动，时时咳，按其手足，上陷而不起者风水。

太阳病，脉浮而紧，法当骨节疼痛，反不疼，身体反重而酸，其人不渴，汗出即愈，此为风水，恶寒者，此为极虚，发汗得之。

风气相系，身体洪肿，汗出乃愈，恶风则虚，此为风水。

风水脉浮身重，汗出恶风者，防己黄芪汤主之。腹痛者加芍药。

风水恶风，一身悉肿，脉浮不渴，续自汗出，无大热，越婢汤主之。

黄汗之脉症及治法

黄汗，其脉沉迟，身发热，胸满，四支头面肿，久不愈，必致痈脓。

不恶风者，小便通利，上焦有寒，其口多涎，此为黄汗。

胸中窒，不能食，反聚痛，暮躁不得眠，此为黄汗。

黄汗之为病，身体肿，发热，汗出而渴，状如风水，汗出沾衣，色正黄如蘗汁，脉自沉，以汗出入水中浴，水从汗孔入得之，宜芪芍桂酒汤主之。

黄汗之病，两胫自冷，假令发热，此属历节。食已汗出，又身尝暮盗汗出者，此荣气也，若汗出已，反发热者，久久其身必甲错，发热不止者必生恶疮。若身重，汗出已，辄轻者，久久必身𥆧，𥆧即胸中痛，又从腰以上汗出，下无汗，腰髋弛痛，如有物在皮中状，剧者不能食，身疼重烦躁，小便不利，此为黄汗，桂枝加黄芪汤主之。

肠间有水

腹满口舌干燥，此肠间有水气，己椒苈黄丸主之。

膈间有水

卒呕吐，心下痞，膈间有水，眩悸者，小半夏加茯苓汤主之。

水停心下

先渴后呕，为水停心下，此属饮家，小半夏加茯苓汤主之。

病人饮水多，必暴喘满，凡食少饮多，水停心下，甚者悸，微者短气，脉双弦者，寒也，皆大下后里虚，脉偏弦者饮也。

瘦人脐下悸，吐涎沫而颠眩，此水也，五苓散主之。

欬家其脉弦，为有水，十枣汤主之。

欬而脉浮者，厚朴麻黄汤主之。

欬而脉沉者，泽漆汤主之。

辨气分、血分、水分之不同

寒气，不足，即手足逆冷；手足逆冷，则营卫不利；营卫不利，则腹满胁鸣，相逐，气转膀胱；营卫俱劳，阳气不通即身冷；阴气不通即骨疼；阳前通则恶寒；阴前通则痹不仁；阴阳相得，其气乃行，大气一转，其气乃散，实则失气，虚则遗溺，名曰：气分。

少阳脉卑，少阴脉细，男子则小便不利，妇人则经水不通，经为血，血不利则为水，名曰：血分。血结胞门，其瘕不泻，经络不通，名曰：血分。

病有血分、水分，经水前断，后病水，名曰：血分。此病难治；先病水，后经水断，名曰：水分。此病易治。何以故，去水其经自下。

气分，心下坚，大如盘，边如旋盘，桂甘姜枣麻辛附子汤主之。

心下坚，大如盘，边如旋盘，水饮所作，枳术汤主之。

水之为病，其脉沉小，属少阴，浮者为风，无水虚胀者为气。水，发其汗即已，脉沉者宜麻黄附子汤。浮者宜杏子汤。

胸痹
胸痹之症治
胸痹之病，喘息咳唾，胸背痛，短气，寸口脉沉而迟，关上小紧数，栝蒌薤白白酒汤主之。

胸痹不得卧，心痛彻背者，栝蒌薤白半夏汤主之。

胸痹心中痞气，气结在胸，胸满，胁下逆抢心，枳实薤白桂枝汤主之。人参汤亦主之。

胸痹胸中气塞短气，茯苓杏仁甘草汤主之。橘枳生姜亦主之。

胸痹缓急者，薏苡附子散主之。

心痛彻背，背痛彻心，乌头赤石脂丸主之。

结胸

明结胸之因

病发于阳而反下之，热入因作结胸，病发于阴，而反下之，因作痞，所以成结胸者，以下之太早故也。

太阳少阳并病，而反下之，成结胸。心下鞕，下利不止，水浆不下，其人心烦。

太阳病，二、三日，不能卧，但欲起，心下必结，脉微弱者，此本有寒分也，反下之，若利止，必作结胸。

结胸之证治

伤寒六、七日，结胸热实，脉沉而紧，心下痛，按之石硬者，大陷胸汤主之。

伤寒十余日，热结在里，复往来寒热者，与大柴胡汤。但结胸无大热者，此为水结在胸胁也，但头微汗出者，宜大陷胸汤。

太阳病，重发汗而复下之，不大便五、六日，舌上燥而渴，日晡小有潮热，从心下至少腹硬满而痛不可近者，大陷胸汤主之。

结胸者，项亦强，如柔痉状，下之则和，宜大陷胸丸。

伤寒五、六日，呕而发热者，柴胡汤症具，而以他药下之，若心下满而硬痛者，此为结胸也，大陷胸汤主之。但满而不痛者，为痞。柴明不中与之，宜半夏泻心汤。

小结胸，病正在心下，按之则痛，脉浮滑者，小陷胸汤主之。

寒实结胸无热症者，宜小陷胸汤。三物白散亦可服。

结胸症，其脉浮大者，不可下，下之则死。

死候

结胸症悉具，烦躁者死。

辨结胸与藏结

病有结胸，有藏结，其状何如？曰：按之痛，寸脉浮，关脉沉，名曰：结胸也。如结胸状，饮食如故，时时下利，寸脉浮，关脉小细沉紧，名曰：藏结。舌上白苔滑者难治。

藏结无阳症，不往来寒热，其人反静，舌上苔滑者，不可攻也。

病胁下素有痞，连在脐旁，痛引少腹入阴筋者，此名藏结死。

吐症之类似结胸者，比类以明之

病如桂枝症，头不痛，项不强，寸脉微浮，胸中痞硬，气上冲咽喉，不得息者，此为胸有寒也，当吐之，宜瓜蒂散。

热入血室之类，似结胸者，亦比类以明之

发热恶寒，经水适来，得之七、八日，热除而脉迟身凉，胸胁下满，如结胸状，谵语者，此为热入血室也，当刺期门，随其实而泻之。

痞
痞之症治

心下痞，按之自软，但气痞耳。

心下痞，大便硬，心烦不得眠，而复恶寒汗出者，附子泻心汤主之。

若心下满而硬痛者，此为结胸也，大陷胸汤主之。但满而不痛者，此为痞。柴胡不中与之，宜半夏泻心汤。

本以下之，故心下痞，与泻心汤，痞不解，其人渴而口燥烦，小便不利者，五苓散主之。

汗解后，胃中不和，心下痞硬，干呕食臭，胁下有水气，腹中雷鸣，下利者，宜生姜泻心汤。

下之，其人下利日数十行，谷不化，腹中雷鸣，心中痞硬而满，干呕心烦不得安，医见心下痞，谓病不尽，复下之，其痞益甚，此非结热，但以胃中虚，客气

上逆，故使硬也，甘草泻心汤主之。

大下后，复发汗，心下痞，恶寒者，表未解也，不可攻痞，当先解表，表解乃可攻痞，解表宜桂枝汤。攻痞宜大黄黄连泻心汤。

心下痞，按之濡，大便硬，而不恶寒反恶热，其脉关上浮者，大黄黄连泻心汤主之。

心中痞，诸逆心悬痛，桂枝生姜枳实汤主之。

瘦人绕脐痛，必有风寒。谷气不行，而反下之，其气必冲，不冲者，心下则痞。

太阳与少阳并病，头项强痛，或眩冒，时如结胸，心下痞硬者，当刺大椎第一间，肺俞，肝俞，慎不可发汗。

五藏风寒　肝着肾着　积聚　谷气
五藏风寒之症象
肺中风者，口燥而喘，身运而重，冒而肿胀。

肺中寒者，吐浊涕。

肝中风者，头目眴，两胁痛，行常伛，令人嗜甘。

肝中寒者，两肾不举，舌本燥，善太息，胸中痛，不得转侧，食则吐而汗出也。

心中风者，翕翕发热，不能起，心中饥，食则呕吐。

心中寒者，苦病心如啖蒜状，剧者心痛彻背，背痛彻心，臂如蛊注，其脉浮者，自吐乃愈。

心伤者，其人劳倦即头面赤而下重，心中痛而自烦发热，当脐跳，其脉弦，此为心藏伤所致也。

脾中风，翕翕发热，形如醉人，腹中烦重，皮目瞤瞤而短气。

肝着、肾着之症治

肝着，其人常欲蹈其胸上，先未苦时，但欲饮热，旋覆花汤主之。

肾着之病，其人身体重，腰中冷，如坐水中，形如水状，反不渴，小便自利，饮食如故，病属下焦。身劳汗出，衣裹冷湿，久久得之，腰以下冷痛，腹重如带五千钱，甘姜苓术汤主之。

积聚之脉症

诸积大法，脉来细而附骨者，乃积也。

积者，藏病也，终不移，聚者，府病也，发作有时，展转痛移为可治。

谷气

胁下痛，按之则愈，发为谷气。

霍乱　转筋

霍乱之症象

呕吐而利，名曰：霍乱。

病发热头痛，身疼恶寒吐利者，此名霍乱。霍乱自吐下，又利止，复更发热也。

治例

霍乱头痛发热，身疼痛，热多欲饮水者，五苓散主之。寒多不用水者，理中丸主之。

既吐且利，小便复利，而大汗出。下利清谷，内寒外热，脉微欲绝者，四逆汤主之。

吐利止，而身痛不休者，当消息和解其外，宜桂枝汤小和之。

转筋之症治

转筋之为病，其人臂脚直，脉上下行，微弦，转筋入腹者，鸡屎白散主之。

吐利汗出，发热恶寒，四肢拘急，手足厥冷者，四逆汤主之。

吐下已断，汗出而厥，四肢拘急不解，脉微欲绝者，通脉四逆加猪胆汁汤主之。

寒疝　狐疝

寒疝之症治

寒疝，绕脐痛，若发则白津出，手足厥冷，其脉沉紧者，大乌头煎主之。

寒疝，腹中痛，及胁痛里急者，当归生姜羊肉汤主之。

寒疝，腹中痛，逆冷，手足不仁，若身疼痛，灸刺诸药不能治，抵当乌头桂枝汤主之。

寒疝，厥逆，赤丸主之。

狐疝之症治

阴狐疝气者，偏有小大，时时上下，蜘蛛散主之。

奔豚

奔豚之证因及治法

奔豚病，从少腹起上冲咽喉，发作欲死，复还止，皆从惊恐得之。

奔豚气上冲胸，腹痛往来寒热，奔豚汤主之。

发汗后，烧针令其汗，针处被寒，核起而赤者，必发奔豚，气从少腹上至心，灸其核上各一壮，桂枝加桂汤主之。

发汗后，脐下悸者，欲作奔豚，茯苓桂枝甘草大枣汤主之。

百合

百合病之症象

百合病者，百脉一宗，悉致其病也。意欲食，复不能食，当默默然，欲卧不能卧，欲行不能行，饮食或有美时，或有不欲闻食臭时，如寒无寒，如热无热，口苦小便赤，诸药不能治，得药则剧吐利，如有神灵者，身形如和，其脉微数。每溺时，头痛者，六十日乃愈。若溺时头不痛，淅淅然者，四十日愈。若溺快然，但头眩者，二十日愈。其证或未病而预见，或病四、五日而出，或二十日或一月后见者，各随症治之。

治例

发汗后者，百合知母汤主之。

下之后者，百合滑石代赭石汤主之。

吐之后者，百合鸡子汤主之。

不经发汗吐下，病形如初者，百合地黄汤主之。

一月不解，变成渴者，百合洗方主之。

渴不差者，栝蒌牡蛎散主之。

变发热者，百合滑石散主之。

百合病见于阴者，以阳法救之。见于阳者，以阴法救之。见阳攻阴，复发其汗，此为逆。见阴攻阳，乃复下之，此亦为逆。

狐惑

狐惑之症象

狐惑之为病，状如伤寒，默默欲眠，目不得闭，起卧不安，蚀于喉为惑；蚀于阴为狐。不欲饮食，恶闻食臭，其面目乍赤乍黑乍白。

治例

蚀于上部则声嘎，甘草泻心汤主之。

蚀于下部则咽干，苦参汤洗之。

蚀于肛者，雄黄熏之。

病者脉数，无热微烦，默默但欲卧，汗出，初得之，三、四日目赤如鸠眼，七、八日目眦黑，若能食者脓已成也，赤豆当归散主之。

阳毒　阴毒

阳毒

阳毒之为病，面赤斑斑如锦纹，咽喉痛，吐脓血，五日可治，七日不可治，升麻鳖甲汤主之。

阴毒

阴毒之为病，面目青，身痛如被杖，咽喉痛，五日可治，七日不可治，前汤去雄黄、蜀椒主之。

跌蹶　手指臂肿

跌蹶

病跌蹶，其人但能前，不能却，刺腨入二寸，此太阳经伤也。

手指臂肿

病人常以手指臂肿动，此人身体瞤瞤者，藜芦甘草汤。

阴阳易　差后劳复

阴阳易之症治

伤寒阴阳易之为病，其人身体重，少气，少腹里急，或引阴中拘挛，热上冲胸，头重不欲举，眼中生花，膝胫拘急者，烧裈散主之。

差后劳复

大病差后劳复者，枳实栀子汤主之。若有宿食者，加大黄如博棋子大五、六枚。

伤寒差以后，更发热者，小柴胡汤主之。脉浮者以汗解之；脉沉实者以下解之。

大病差后，从腰以下有水气者，牡蛎泽泻散主之。

大病差后，喜唾，久不了了者，胸上有寒。当以丸药温之，宜理中丸。

伤寒解后，虚羸少气，气逆欲吐者，竹叶石膏汤主之。

病人脉已解，而日暮微烦，以病新差，人强与谷，脾胃气尚弱，不能消谷，故令微烦，损谷则愈。

疮痈

疮痈之脉症

诸浮数脉，应当发热，而反洒淅恶寒，若有痛处，当发其痈。

辨脓之有无

诸痈肿，欲知有脓无脓，以手掩肿上，热者为有脓；不热者为无脓。

肠痈之症象及治法

肠痈之为病，其身甲错，腹皮急，按之濡，如肿状，腹无积聚，身无热，脉数，此为肠内有痈脓，薏苡附子败酱散主之。

肠痈者，少腹肿痞，按之即痛如淋，小便自调，时时发热，自汗出，复恶寒，其脉迟紧者，脓未成可下之。脉洪数者，脓已成，不可下也。大黄牡丹皮汤主之。

金疮之脉治

寸口脉浮微而涩，法当亡血，若汗出设不汗出者云何？曰：若身有疮，被刀斧所伤，亡血故也。

病金疮，王不留行散主之。

浸淫疮之顺逆及治法

浸淫疮，从口起，流向四支者可治；从四支流来入口者不可治。

浸淫疮，黄连粉主之。

三、妊产

妊娠

妇人得平脉，阴脉小弱，其人渴，不能食，无寒热，名曰：妊娠。桂枝汤主之。于法六十日当有此证，设有医治逆者，却一月，加吐下者则绝之。

辨妊娠与症痼

妇人宿有症病，经断未及三月，而得漏下不止，胎动在脐上者，此为症痼害。娠六月动者，前三月经水利时胎也，下血者，后断三月衄也，所以血不止者，其癥不去故也。当下其癥，桂枝茯苓丸主之。

妊娠杂病治法

怀妊六、七月，脉弦发热，其胎愈胀，腹痛恶寒，少腹如扇，所以然者，子藏开故也，当以附子汤温其藏。

妇人有漏下者，有半产后因续下血，都不绝者。有妊娠下血者，假令妊娠腹中痛为胞阻，胶艾汤主之。

怀孕腹中疠痛，当归芍药散主之。

妊娠呕吐不止，干姜人参半夏丸主之。

妊娠小便难，饮食如故，当归贝母苦参丸主之。

妊娠有水气，身重，小便不利，洒淅恶寒，起即头眩，葵子茯苓散主之。

妇人妊娠，宜常服当归散主之。

妊娠养胎，白术散主之。

妇人伤胎，怀身腹满，不得小便，从腰以下重，如有水状。怀身七月，太阴当养，不养，此心气实，当刺泻劳宫及关元，小便微利则愈。

产妇三病

新产妇人有三病：一者病痉；二者病郁冒；三者大便难。新产血虚多汗出，喜中风，故令病痉。亡血复汗寒多，故令郁冒。亡津液胃燥，故大便难。

产妇郁冒，其脉微弱，呕不能食，大便反坚，但头汗出。所以然者，血虚而厥，厥而必冒，冒家欲解，必大汗出，以血虚下厥，孤阳上出，故头汗出。所以产妇喜汗出者，亡阴血虚，阳气独盛，故当汗出，阴阳乃复。大便坚，呕不能食，小柴胡汤主之。

产后杂病治法

病解能食，七、八日更发热者，此为胃实，宜大承气汤。

产后腹中疞痛，当归生姜羊肉汤主之。并治腹中寒疝，虚劳不足。

产后腹痛，烦满不得卧，枳实芍药散主之。

产妇腹痛，法当以枳实芍药散，假令不愈者，此为腹中有瘀血着脐下，宜下瘀血汤主之。亦主经水不利。

产后七、八日，无太阳症，少腹坚痛，此恶露不尽，不大便烦躁发热，切脉微实，更倍发热，日晡时烦躁者，不食，食则谵语，至夜即愈，宜大承气汤主之。热在里，结在膀胱也。

产后风续续数十日不解，头微疼恶寒，时时有热，心下闷，干呕汗出，虽久，阳旦症续在者，可与阳旦汤。

产后中风，发热面正赤，喘而头痛，竹叶汤主之。

妇人乳中虚，烦乱呕逆，安中益气，竹皮大丸主之。

产后下利虚极，白头翁加甘草阿胶汤主之。

妇人杂病治法

妇人中风，七、八日，续来寒热，发作有时，经水适断者，此为热入血室。其血必结，故使如热状，发作有时，小柴胡汤主之。

妇人伤寒，发热，经水适来，昼日明了，暮则詀语，如见鬼状者，此为热入血室。治之，无犯胃气，及上二焦必自愈。

妇人中风，发热恶寒，经水适来，得之七、八日，热除脉迟身凉和，胸胁满，如结胸状，谵语者，此为热入血室。当刺期门，随其实而取之。

阳明病，下血谵语者，此为热入血室，但头汗出，当刺期门，随其实而泻之，濈然汗出者愈。

妇人咽中如有炙脔，半夏厚朴汤主之。

妇人藏燥，悲伤欲哭，象如神灵所作，数欠伸，甘麦大枣汤主之。

妇人吐涎沫，医反下之，心下即痞，当先治其吐涎沫，小青龙汤主之。涎沫止，乃治痞，泻心汤主之。

妇人之病，因虚积冷结气，为诸经水断绝，至有历年，血寒积结，胞门寒伤，经络凝坚。在上，呕吐涎唾，久成肺痈，形体损分；在中盘结，绕脐寒疝，或两胁疼痛，与症相连，或结热中，痛在关元，脉数无疮，肌若鱼鳞，时着男子，非止女身；在下未多，经候不匀，令阴掣痛，少腹恶寒，或引腰脊，下根气街，气冲急痛，膝胫疼烦，奄忽眩冒，状如厥癫，或有忧惨，悲伤多嗔，此皆带下，非有鬼神，久则羸瘦，脉虚多寒，三十六病，千变万端，审脉阴阳，虚实紧弦，行其针药，治危得安，其虽同病，脉各异源，子当辨记，勿谓不然。

妇人年五十所，病利数十日不止，暮即发热，少腹里急，腹满手掌烦热，唇口干燥，此病属带下。曾经半产，瘀血在少腹不去，何以知之，其证唇口干燥故知之,当以温经汤主之。

带下,经水不利,少腹满痛,经一月再见者,土瓜根散主之。

寸口脉弦而大,弦则为减,大则为芤,减则为寒,芤则为虚,寒虚相搏,此名曰:革。妇人则半产漏下,旋覆花汤主之。

妇人陷经漏下,黑不解,胶姜汤主之。

妇人少腹满如敦状,小便微难而不渴,生后者,此为水与血俱结在血室也,大黄甘遂汤主之。

妇人经水不利下,抵当汤主之。

妇人经水闭不利,藏坚癖不止,中有干血,下白物,矾石丸主之。

妇人六十二种风,腹中血气刺痛,红蓝花酒主之。

妇人腹中诸疾痛,当归芍药散主之。

妇人腹中痛,小建中汤主之。

妇人病,饮食如故,烦热不得卧,而反倚息者,此名转胞。不得溺也,以胞系了戾,故致此病,但当利小便则愈,肾气丸主之。

妇人阴寒,温阴中,坐药蛇床子散主之。

少阴脉滑而数者,阴中即生疮,阴中蚀疮烂者,狼牙汤洗之。

胃气下泄,阴吹而正喧,此谷气之实也,膏发煎主之。

四、病因举要

湿伤于下，雾伤于上，湿流关节，雾伤皮腠，食伤脾胃。

极寒伤经，极热伤络。

清邪居上，浊邪居下，大邪中里，小邪中里。

六府气绝于外者，手足寒，上气脚缩；五藏气结于内者，利不禁，下甚者，手足不仁。

风强则为瘾疹，身体为痒，痒者为泄风，久为痂癞，气强则为水，难以俯仰。

上焦竭善噫，上焦受中焦气，未和不能消谷，故能噫耳。下焦竭，即遗溺失便，其气不和，不能自禁止。不须治，久则愈。

中寒家喜食，其人清涕出，发热色和者善嚏。

中寒其人下利，以里虚也。欲嚏不能，此人肚中寒。

邪哭使魂魄不安者，血气少也。血气少者属于心，心气虚者，其人则畏，合目欲眠，梦远行而精神离散，魂魄妄行。

阴气衰者为颠，阳气衰者为狂。

热在上焦，因咳为肺痿。热在中焦者，则为坚。热在下焦者则尿血。亦令淋闭不通，大肠有寒者多鹜溏，有热者便肠垢；小肠有寒者，其人下重便血，有热者必痔。

跌阳脉伏，水谷不化，脾气衰则鹜溏，胃气衰则身肿。

小便数，大便坚，其脾为约，麻仁丸主之。

五藏病各有所得为愈，五藏病各有所恶，各随其所不喜者为病。病者素不思食，而反暴思之，必发热也。

平人无寒热，短气不足以息者实也。

病有战而汗出因得解者何也？曰：脉浮而紧，按之反芤，此为本虚，故当战而汗出也。其人本虚，是以发战。（以脉浮故当汗出而解，若脉浮而数，按之不芤，此人本不虚，若欲自解，但汗出耳，不发战也。）

病有不战不汗出而解者，何也？曰：其脉自微，此以曾经发汗，若吐若下若亡血，以内无津液，此阴阳自和必自愈，故不战汗出而解也。

脉浮而迟，面热赤而战惕者，六、七日当汗出而解，迟为无阳，不能作汗，其身必痒也。

阳明病（多汗），反无汗，其身如虫行皮肤中，此久虚故也。

太阳病，得之八、九日，如疟状（发热、恶寒），热多寒少，不呕，圊便欲自可，一日二、三度发（脉微缓者，为欲愈也，脉微而恶寒者，此阴阳俱虚，不可更发汗更吐更下也，），面色反有热色者，未欲解也，以其不得小汗出，身必痒，宜桂枝麻黄各半汤。

病人身大热，反欲近衣者，热在皮肤，寒在骨髓也。病人身大寒，反不欲近衣者，寒在皮肤，热在骨髓也。

五、治法举要

凡病若发汗，若吐若下，若亡津液，阴阳自和者必自愈。

本发汗，而复下之，此为逆也。若先发汗，治不为逆。本先下之，而反汗之，此为逆也。若先下之，治不为逆。

病在阳，应以汗解之，反以冷水䨷之。若灌之，其热被劫不得去，弥更益烦，肉上粟起，意欲得水，反不渴者，服文蛤散。若不差者，与五苓散。

太阳病，外症不解者，不可下也。下之为逆，欲解外者，宜桂枝汤。

大下之后，复发汗，小便不利者，亡津液故也。勿治之，得小便利必自愈。

若已吐下发汗温针，谵语，柴胡症罢，此为坏病。知犯何逆，以法治之。

渴而下利小便数者，皆不可发汗。

凡用栀子汤，病人旧微溏者，不可与服之。

阳明病，汗出多而渴者，不可与猪苓汤。以汗多胃中燥，猪苓复利其小便故也。

病痼疾加以卒病，当先治其卒病，后乃治其痼疾。

六、六经形症

太阳经之形症

太阳之为病

太阳之为病，脉浮头项强痛而恶寒。

发热汗出，恶风，脉缓者，名为中风。

或已发热，或未发热，必恶寒体痛呕逆，脉阴阳俱坚者，名曰：伤寒。

发热而渴，不恶寒者为温病。

发汗已，身灼热者，名曰：风温。（风温为病，脉阴阳俱浮自汗出，身重，多眠睡，鼻息必鼾，语言难出。若被下者，小便不利，直视失溲；若被火者，微发黄色，剧则如惊痫，时瘛疭；若火熏之，一逆尚引日，再逆促命期。）

桂枝汤之脉症

啬啬恶寒，淅淅恶风，翕翕发热，鼻鸣干呕者，宜桂枝汤。（喘家作桂枝汤，加厚朴、杏子佳。）

头痛发热，汗出恶风者，宜桂枝汤。

病人藏无他病，时发热，自汗出而不愈者，此为卫气不和也。先其时，发汗则愈，宜桂枝汤。

太阳病发热汗出者，此为营弱卫强，故使汗出，欲救邪风者，宜桂枝汤。

桂枝汤之禁

桂枝本为解肌，若其人脉浮紧，发热汗不出者，不可与也。当须识此，勿令误也。

若酒病客，不可与桂枝汤，得汤则呕，以酒客不喜甘故也。（凡服桂枝汤吐者，其后必吐脓血也。）

脉浮自汗出，小便数，心烦，微恶寒，脚挛急，反与桂枝汤，欲攻其表，此误也。得之便厥。（咽中干，烦躁吐逆者，作甘草干姜汤与之，以复其阳。若厥愈足温者，更作芍药甘草汤与之，其脚即伸。）

太阳病，下之后，其气上冲者，可与桂枝汤。方用前法，若不上冲者，不得与之。

麻黄汤之脉症

太阳病，头痛发热，身疼腰痛，骨节疼痛，恶风，无汗，而喘者，麻黄汤主之。

太阳病，脉浮紧，无汗发热，身疼痛，八、九日不解，表症仍在，此当发其汗，宜麻黄汤。服药已微除，其人发烦目瞑，剧者必衄，衄乃解，所以然者，阳气重故也。

伤寒脉浮紧，不发汗，因致衄者，麻黄汤主之。

太阳与阳明合病，喘而胸满者不可下，宜麻黄汤。

大青龙汤之脉症

太阳中风，脉浮紧，发热恶寒，身疼痛，不汗出而烦躁者，大青龙汤主之。

伤寒，脉浮紧，发热恶寒，无汗烦躁，身不疼但重，乍有轻时，无少阴症者，大青龙汤主之。

大青龙汤之禁

脉微弱，汗出恶风者，不可服，服之则厥逆，筋惕肉𥆧，此为逆也。

发汗之禁

脉浮紧者，法当身疼痛，宜以汗解之，假令尺中迟，不可发汗。何以知然，以营气不足，血少故也。

咽喉干燥者，不可发汗。

淋家不可发汗，发汗必便血。

疮家身虽疼痛，不可发汗，发汗则痉。

衄家不可发汗，汗出必额上陷脉紧急，直视不能眴，不得眠。

亡血家不可发汗，汗则寒栗而振。

汗家重发汗，必恍惚心乱，小便已，阴疼，宜禹余粮丸。

病人有寒复发汗，胃中冷，必吐蛔。

少阴病，脉细沉数，病为在里，不可发汗。

表不解心下有水气及蓄血之症治

伤寒，表不解，心下有水气，干呕，发热而欬，或渴，或利，或噎，或小便不利，少腹满，或喘者，宜小青龙汤。

伤寒，心下有水气，欬而微喘，发热不渴，服小青龙汤已，渴者，此寒去欲解也。

太阳病不解，热结膀胱，其人如狂，血自下，下者愈。其外不解者，尚未可攻，当先解外，外解已，但少腹急结者，乃可攻之，宜桃核承气汤。

太阳病六、七日，表症仍在，而反下之，脉微而沉，反不结胸，其人发狂者，以热在下焦。少腹当硬满，小便自利者（小便不利为无血），下血乃愈。所以然者，以太阳随经瘀热在里故也，抵当汤主之。

汗后诸变之症治

发汗，遂漏不止，其人恶风，小便难，四支微急，难以屈伸者，桂枝附子汤主之。

发汗后身疼痛，脉沉迟者，宜桂枝加芍药生姜人参新加汤。

发汗过多，其人叉手自冒心，心下悸，欲得按者，宜桂枝甘草汤。

发汗后，脐下悸者，欲作奔豚，宜茯苓桂枝甘草大枣汤。

发汗后，腹胀满者，厚朴生姜甘草半夏人参汤主之。

发汗病不解，反恶寒者，虚故也，宜芍药甘草附子汤。不恶寒，但热者实也，当和胃气，宜调胃承气汤。

发汗后，大汗出，胃中干，烦躁不得眠，欲得饮水者，少少与饮之，令胃气和则愈。若脉浮，小便不利，微热消渴者，宜五苓散。

大汗出后，大烦渴不解，脉洪大者，宜白虎加人参汤。

汗出而渴者，宜五苓散。不渴者，宜茯苓甘草汤。

太阳病发汗，汗出不解，仍发热心下悸，头眩身𣊫动，振振欲擗地者，宜真武汤。

汗出重发汗，必慌惚心乱，小便已阴疼，与禹余粮丸。

两耳无所闻，所以然者，以重发汗虚，故如此。

发汗后，饮水多必喘，以水灌之亦喘。

发汗后，水药不得入口为逆，若更发汗，必吐下不止。

病人脉数，数为热。当消谷引食，而反吐者，此以发汗令阳气微，膈气虚，脉乃数也。数为客热，不能消谷，以胃中虚冷，故吐也。

服桂枝汤，大汗出，脉洪大者，与桂枝汤。如前法，若形似疟，一日再发者，汗出必解，宜桂枝二麻黄一汤。

下后诸变之症治

太阳病，下之后，脉促胸满者，宜桂枝去芍药汤。若微恶寒者，宜去芍药加附子汤主之。

太阳病，下之微喘者，表未解故也，宜桂枝加厚朴杏仁汤。

太阳病下之后，其气上冲者，可与桂枝汤。（方用前法，）若不上冲者，不可与之。

下后，不可更行桂枝汤。若汗出而喘，无大热者，可与麻黄杏子甘草石膏汤。

下之胸满烦惊，小便不利，谵语，一身尽重，不可转侧者，宜柴胡加龙骨牡蛎汤。

伤寒医下之，续得下利，清谷不止。身疼痛者，急当救里，后清便自调。身体痛者，急当救表，救里宜四逆汤；救表宜桂枝汤。

桂枝症，医反下之，利遂不止，脉促者表未解也，喘而汗出者，宜葛根黄芩黄连汤。

下之后，柴胡症仍在者，先与小柴胡汤。呕不止，心下急，郁郁微烦者，为未解也，与大柴胡汤。下之则愈。

伤寒医以丸药大下之，身热不去微烦者，栀子干姜汤主之。

伤寒下后，心烦腹满，起卧不安者，栀子厚朴汤主之。

下之心下痞，与泻心汤，痞不解，其人渴而口燥烦，小便不利者，宜五苓散。

太阳病，外症未除，而数下之，遂挟热而利。利下不止，心下痞硬，表里不解者，宜桂枝人参汤。服汤药下利不止，心下痞硬，服泻心汤已。复以他药下之，利不止，医以理中与之，利益甚，理中者理中焦。此利在下焦，赤石脂禹余粮汤主之。复利不止者，当利其小便。

伤寒中风，医反下之，其人下利，日数十行，谷不化，腹中雷鸣，心下痞硬而满，干呕心烦不得安。医见心下痞，谓病不尽，复下之，其痞益甚。此非结热，但以胃中空虚，客气上逆，故使硬也，甘草泻心汤主之。

伤寒五、六日，大下之，身热不去，心中结痛者，未欲解也，栀子豉汤主之。

伤寒五、六日，大下之后，身热不去，心中结痛者，未欲解也，栀子豉汤主之。

病发于阳，而反下之，热入因作结胸，若不结胸，但头汗出（余处无汗），至颈而还，小便不利，身必发黄也。

汗吐下后诸变之症治

大下之后，复发汗，小便不利者，亡津液故也，勿治之，得小便利必自愈。

下之后，复发汗，必振寒，脉微细，所以然者，以内外俱虚故也。

太阳病，当恶寒发热，今自汗出，反不恶寒发热，关上脉细数者，以医吐之过也。一、二日吐之者，腹中饥，口不能食。三、四日吐之者，不喜糜粥，欲食冷食，朝食暮吐，以医吐之所致也，此为小逆。

太阳病，先下之而不愈，因复发汗，此以表里俱虚，因致冒。冒家汗出自愈，所以然者，汗出表和故也。里未和，然后复下之。

伤寒吐下后，复发汗，虚烦脉甚微。八、九日心下痞硬，胁下痛，气上冲咽喉，眩冒，经脉动惕者，久而成痿。

太阳病，医发汗，仍发热恶寒，因复下之。心下痞，表里俱虚，阴阳气并竭（无阳则阴独），复加烧针。因胸烦，面色青黄，肤瞤者，难治。今色微黄，手足温者，易愈。

下之复发汗，昼日烦躁不得眠，夜而安静，不呕不渴，无表症，脉沉微，身无大热者，干姜附子汤主之。

发汗吐下后，虚烦不得眠，若剧者，必反复颠倒，心中懊憹，栀子豉汤主之。若少气者，栀子甘草豉汤主之。若呕者，栀子生姜豉汤主之。

发汗若下之，而烦热胸中窒者，栀子豉汤主之。

伤寒本自寒下，医复吐下之，寒格，若食入口即吐，干姜黄连黄芩人参汤主之。

吐下后，心下逆满，气上冲胸，起则头眩，脉沉紧，发汗则动经，身振振摇者，茯苓桂枝白术甘草汤主之。

吐下后不解，热结在里，时时恶风，大渴，舌上干燥而烦，欲饮水数升者，白虎加人参汤主之。

服桂枝汤，或下之，仍头项强痛，翕翕发热，无汗，心下满微痛，小便不利者，桂枝加茯苓白术汤主之。

发汗若下之，病仍不解，烦躁者，茯苓四逆汤主之。

太阳病，若吐若下若发汗，微烦，小便数，大便因硬者，小承气汤和之愈。

太阳病，过经十余日，心下嗢嗢欲吐，而胸中痛，大便反溏，腹微满，郁郁微烦，先其时极吐下者，与调胃承气汤。

伤寒五、六日，已发汗而复下之，胸胁满，微结，小便不利，渴而不呕，但头汗出，往来寒热，心烦者，此为未解也，柴胡桂枝干姜汤主之。初服微烦，复服汗出便愈。

伤寒发汗，若吐若下解后，必下痞硬，噫气不除者，旋覆代赭石汤主之。

火逆后诸变之症治

太阳病，以火熏之，不得汗，其人必躁，过经不解，必圊血，名为火邪。

脉浮，宜以汗解，用火灸之，邪无从出，因火而盛，病从腰以下必重而痹，名：火逆也。

微数之脉，慎不可灸，因火为邪，则为烦逆。追虚逐实，血散脉中，火气虽微，内攻有力，焦骨伤筋，血难复也。

脉浮热甚，而反灸之，此为实，实以虚治，因火而动，必咽燥吐血。

太阳中风，以火劫发汗，邪风被火热，血气流溢，失其常度，两阳相熏灼，身体则枯燥。但头汗出，至颈而还，其身发黄，阳盛则欲衄；阴虚则小便难；阴阳俱虚竭，腹满而喘，口干咽烂，或不大便，久则谵语，甚者至哕，手足躁扰，循衣摸床。小便利者，其人可治。

太阳病二日烦躁，反熨其背，而大汗出，大热入胃，胃中水竭，燥烦必发谵语，十余日振栗。自下利者，此为欲解也。故其汗从腰以下不能汗，欲小便不得，反呕欲失溲。足下恶风，大便硬，小便当数，而反不数及不多。大便已，头卓然而痛，其人足心必热，谷气下流故也。

太阳伤寒者，加温针必惊。

阳明病被火，额上微汗出，而小便不利者，必发黄。

伤寒脉浮，以火迫急之，亡阳，必惊狂起卧不安者，桂枝去芍药加蜀漆牡蛎龙骨救逆汤主之。

火逆下之，因烧针烦躁者，桂枝甘草龙骨牡蛎汤主之。

烧针令其汗，针处被寒，核起而赤者，必发奔豚，气从小腹上冲心者，灸其核上各一壮，与桂枝加桂汤。

若重发汗复加烧针者，四逆汤主之。

阳明经之形症

阳明之为病

阳明之为病，胃家实也。

阳明病，外症云何？曰：身热汗自出，不恶寒，反恶热也。

阳明受病之原及症象

缘何得阳明病？曰：太阳病若发汗，若下，若利小便，此亡津液，胃中干燥，因转属阳明，不更衣内实，大便难者，此名阳明也。

本太阳初得病时，发其汗，汗先出不彻，因转属阳明也。

太阳病三日，发汗不解，头不痛，项不强，不恶寒反恶热，蒸蒸发热者属胃也。

伤寒转系阳明者，濈濈然微汗出也。

伤寒发热无汗，呕不能食，而反汗出濈濈然者，是转属阳明也。

烦热汗出则解，又如疟状，日晡所发热者，属阳明也。

二阳并病，太阳初得病时，发其汗，汗先出不彻，因转属阳明，续自微汗出，不恶寒，若太阳病症不罢者，不可下，下之为逆。

辨阳结与阴结

脉浮而数，能食不大便者，此为实，名曰：阳结也。脉沉而迟，不能食，身体重，大便反硬，名曰：阴结也。

用攻下之症治

有潮热者，可攻里也，其热不潮，未可与承气。

手足濈然汗出者，此大便已硬也，宜大承气汤。

潮热大便微硬者，可与大承气汤，不硬者不与之。

谵语有潮热，反不能食者，胃中有燥屎五、六枚也，宜大承气汤。若能食者但硬耳。

谵语发潮热，脉滑而疾者，宜小承气汤。因与承气汤一升，若不转矢气，勿更与之。明日不大便，脉反微涩者，里虚也，为难治，不可更与承气也。

汗出谵语者，以有燥屎在胃中，须下之，宜大承气汤。下之若早，语言必乱，以表虚里实故也。

太阳症罢，但发潮热，手足浆浆汗出，大便难而谵语者，下之则愈，宜大承气汤。

阳明病下之，心中懊憹而烦，胃中有燥屎者，可攻，宜大承气汤。腹微满，初头硬，后必溏，不可攻之。

不大便六、七日，头痛有热者，与承气汤。其小便清者，知不在里，仍在表也，当须发汗。

不大便五、六日，绕脐痛，烦躁发作有时者，此有躁屎，故使不大便也。

大下后，六、七日不大便，烦不解，腹满痛者，此有燥屎也，所以然者，本有燥屎故也，宜大承气汤。

小便不利，大便乍难乍易，时有微热，喘冒不能卧者，有燥屎也，宜大承气汤。

伤寒六、七日，目中不了了，睛不和，大便难，身有微热者，此为实。急下之，宜大承气汤。

阳明病，发热汗多者，急下之，宜大承气汤。发汗不解，腹满痛者，急下之，宜承气汤。

若不大便六、七日，恐有燥屎，欲知之法，少与小承气汤。汤入腹中转矢气者，此有燥屎，乃可攻之。

若不大便六、七日，小便少者，虽不能食，但初头硬，后必溏，未定成硬，攻之必溏。须小便数，屎定硬，乃可攻之，宜大承气汤。

阳明病，本自汗出，医更重发汗，病已差，尚微烦不了者，此大便必硬故也（以亡津液，胃中干燥，故令大便硬）。当问其小便日几行，若本日三、四行，今日再行，今为数少，以津液当还入胃中，故知不久必大便也。

阳明病自汗出，若发汗，小便自利者，此为津液内竭，大便虽硬，不可攻之。当须自欲大便，宜蜜煎导而通之，若土瓜根及猪胆汁皆可为导。

阳明病不吐不下，心烦者，可与调胃承气汤。

腹大满不通者，可与小承气汤微和胃气，勿令大泄下。

攻下之禁

呕多，虽有阳明症，不可攻之。

阳明病不能食，攻其热必哕，所以然者，胃中虚冷故也。以其人本虚，攻其热必哕。

阳明病心下硬满者，不可攻之，攻之利遂不止者死。利止者愈。

阳明病若不转矢气者，此但初头鞭，后必溏，不可攻之，攻之必胀满不能食也。

阳明病面合赤色，不可攻之，攻之必发热色黄，小便不利也。

少阳经之形症

少阳之为病

少阳之为病，口苦咽干目眩也。

汗吐下之禁

脉弦细，头痛发热者，属少阳，少阳不可发汗，发汗则谵语，此属胃，胃和则愈，胃不和，烦而悸。

少阳中风，两耳无所闻，目赤，胸中满而烦者，不可吐下，吐下则悸而惊。

柴胡汤之脉症

呕而发热者，柴胡汤症具。

伤寒四、五日，身热恶风，颈项强，胁下满，手足温而渴者，小柴胡汤主之。

伤寒五、六日，中风往来寒热，胸胁苦满，默默不欲饮食，心烦喜呕，或胸中烦而不呕，或渴，或腹中痛，或胁下痞硬，或心下悸，小便不利，或不渴，身有微热，或咳者，与小柴胡汤。

血弱气尽，腠理开，邪气因入，与正气相搏结于胁下，正邪分争，往来寒热，休作有时，默默不欲食，藏府相连，其痛必下，邪高痛下，故使呕也，小柴胡汤主之。服柴胡汤已渴者，属阳明，以法治之。

本太阳病不解，转入少阳者，胁下硬满，干呕不能食，往来寒热，尚未吐下，脉弦细者与小柴胡汤。

柴胡汤之用法

伤寒中风，有柴胡症，但见一症便是，不必悉具。

凡柴胡汤病症而下之，若柴胡症不罢者，复与柴胡汤，必蒸蒸而振，却发热汗出而解。

太阳病，过经十余日，反二、三下之，后四、五日柴胡症仍在，先与小柴胡汤。呕不止心下急，郁郁微烦者，为未解也，与大柴胡汤，下之则愈。

辨邪气进退之机

伤寒六、七日，无大热，其人躁烦者，此为阳去入阴故也。

伤寒三日，三阳为尽，三阴当受邪，其人反能食而不呕，此为三阴不受邪也。

太阴经之形症

太阴之为病

太阴之为病，腹满而吐，食不下，自利益甚，时腹自痛，若下之，必胸下结硬。

治例

自汗不渴者，属太阴，以其藏有寒故也。当温之，宜服四逆辈。

本太阳病医反下之，因而腹满时痛者，属太阴也。桂枝加芍药汤主之。大实痛者，加大黄汤主之。（太阴病脉弱，其人续自便利，设当行大黄芍药者，宜减之，以其人胃气弱，易动故也。）

少阴经之形症

少阴之为病

少阴之为病，脉微细，但欲寐也。

少阴病欲吐不吐，心烦但欲寐，五、六日自利而渴者，属少阴也。虚故引水自救，若小便色白者，少阴病形悉具。以下焦虚有寒，不能制水故也。

亡阳症

脉阴阳俱紧，反汗出者，亡阳也。此属少阴，法当咽痛而复吐利。

治例

少阴病六、七日，腹胀不大便者，急下之宜大承气汤。

少阴病，自利清水，色纯青，心下必痛，口干燥者，急下之，宜大承气汤。

少阴病，脉沉者，急温之，宜四逆汤。

少阴病，始得之，反发热，脉沉者，麻黄附子细辛汤主之。

少阴病，得之二、三日，麻黄附子甘草汤，微发汗，以二、三日无里证，故微发汗也。

少阴病，身体痛，手足寒，骨节痛，脉沉者，附子汤主之。

厥阴经之形症

厥阴之为病

厥阴之为病，消渴气上撞心，心中疼热，饥而不欲食，食则吐蛔，下之利不止。

七、脉法

浮
浮为汗解之脉
脉浮者，病在表，可发汗，宜麻黄汤。

以脉浮，故当汗出而解。

脉浮而解者，濈然汗出也。

今脉浮，故知在外，当须解外则愈，宜桂枝汤。

阳明病脉浮，无汗而喘者，发汗则愈，宜麻黄汤。

阳明中风……脉但浮，无余症者，与麻黄汤。

浮为不宜用下法
浮为在外，而反下之，故令不愈。

浮为不宜用火灸法
脉浮宜以汗解，用火灸之，邪无从出。

脉浮热甚，反灸之，此为实，实以虚治，因火而动，必咽燥吐血。

伤寒脉浮，医以火迫劫之，亡阳，必惊狂起卧不安。

紧

紧为寒脉

紧则为寒。

脉阴阳俱紧者，名曰：伤寒。

紧为亡阳脉

脉阴阳俱紧，反汗出者，亡阳也。此属少阴，法当咽痛而复吐利。

数

数为热脉

数则为热。

数亦为虚热脉

病人脉数，数为热，当消谷引食，而反吐之。此以发汗，令阳气微，膈气虚，脉乃数也。数为客热，不能消谷，以胃中虚冷故吐也。

数则为虚

数为虚……虚为寒。

数为有瘀血之脉

假令已下，脉数不解，合热则消谷善饥，至六、七日不大便者，有瘀血也，宜抵当汤。

数为便脓血之脉

若脉数不解，而下不止，必协热而便脓血也。

下利脉数而渴者，令自愈，谓不差，必圊脓血，以有热故也。

数为发痈脓之脉

脉数其热不罢者，此为热气有余，必发痈脓也。

沉
沉为四逆汤脉

太阳病，发热头痛，脉反沉，若不差，身体疼痛，当救其里，宜四逆汤。

少阴病，脉沉者，急温之，宜四逆汤。

沉为附子汤脉

少阴病，身体痛，手足寒，骨节疼，脉沉者，附子汤主之。

迟
迟为寒脉

脉迟为寒。

迟者营中寒。

迟为不可汗之脉

假令尺中迟者，不可发汗，何以知之？然以营气不足，血少故也。

迟迟为无阳，不能作汗。

迟为不可攻之脉

脉迟尝未可攻。

弱
忌用大黄、芍药

太阴病，脉弱，其人续自便利，设当行大黄、芍药者宜减之。以其人胃气弱，易动故也。

涩
涩为营不足脉

涩者营气不足。

涩为便脓血脉

下利寸脉反浮数，尺中自涩者，必圊脓血。

涩为汗出不彻脉

何以知汗出不彻？以脉涩故知也。

大

大为虚脉

大则为虚。

大为寒脉

大则为寒

动

动脉之状

数脉见于关上，上下无头尾，如豆大，厥厥动摇者，名曰：动也。

动为痛脉

动则为痛。

芤

芤为本虚脉

按之反芤，此为本虚，……按之不芤，此人不虚。芤则为虚。

实

实为宜下脉

脉实者宜下之。

实为下利之死脉

伤寒下利，日十余行，脉反实者死。

滑

滑为实脉

滑为实。

滑为里有热脉

伤寒脉滑而厥者，里有热也，白虎汤主之。

结

结脉之状

按之来缓，而时一止复来者，名曰：结。

脉来动而中止，更来小动，中有还者反动，名曰：结，阴也。

结为阴盛脉

阴盛则结。

代

代脉之状

脉来动而中止，不能自还，因而复动，名曰：代，阴也。得此脉者必难治。

促

促脉之状

脉来时，时一止复来者，名曰：促脉。

促为阳盛脉

阳盛则促。

缓

缓为和平脉

阳脉浮大而濡，阴脉浮大而濡，阴脉与阳脉同等者，名曰：缓也。

缓为胃气有余脉

缓者胃气有余。

缓则胃气实。

短

短为误汗亡阳脉

发汗多，若重发汗者，亡其阳，谵语脉短者死。

浮紧

浮紧即弦脉

脉浮而紧者，名曰：弦也。

弦与紧之别

弦者状如弓弦，按之不移也。脉紧者，如转索之无常也。

浮紧为可发汗脉

寸口脉浮而紧，……营卫俱病，骨节烦疼，当发其汗也。

脉浮紧者，法当身疼痛，宜以汗解之。

太阳病，脉浮紧，无汗发热身疼痛，八、九日不解，表症仍在，此当发其汗。

伤寒脉浮紧，不发汗因致衄者，麻黄汤主之。

浮紧脉禁与桂枝汤

桂枝本为解肌，若其人脉浮紧，发热汗不出者，不可与也。当须识此，勿令误也。

浮紧为不可下脉

脉浮而紧，而复下之，紧反入里，则作痞。

浮紧为潮热脉

阳明病，浮而紧者，必潮热发作有时。

浮数

浮数为可发汗脉

脉浮而数者，可发汗，宜麻黄汤。

伤寒发汗已，解半日许复烦，脉浮数者，可更发汗，宜桂枝汤。

脉浮数者，法当汗出而愈。

浮数为蓄积有脓脉

诸脉浮数，当发热而洒淅恶寒，若有痛处，饮食如常者，蓄积有脓也。

浮滑

浮滑为白虎汤脉

伤寒脉浮滑，此表有热里有喝，白虎汤主之。

浮滑为小陷胸汤脉

小结胸痛正在心下，按之则痛，脉浮滑者，小陷胸汤主之。

浮大
浮大为忌下脉
寸口脉浮而大，医反下之，此为大逆。

结胸症，其脉浮大者，不可下，下之则死。

浮弱
浮弱亦为汗解脉
太阳病症未解，脉浮弱者，当以汗解，宜桂枝汤。

沉细
沉细为痉脉
太阳病发热，脉沉而细者，名曰：痉。

沉细为湿痹脉
太阳病，关节疼痛而烦，脉沉而细者，此名：湿痹
之候。

微弱
微弱为无阳脉
太阳病，发热恶寒，热多寒少，脉微弱者，此无阳
也，不可更汗。

微弱为寒脉

脉微弱者，此本有寒分也。

微弱为白虎汤忌脉

若脉微弱，汗出恶风者，不可服，服之则厥逆，筋惕肉瞤，此为逆也。

微细

微细为内外俱虚脉

下之后，复发汗，必振寒，脉微细，所以然者，以内外俱虚故也。

滑数

滑数为有宿食脉

脉滑而数者，有宿食也。当下之，宜大承气汤。

脉法大要

凡阴病见阳脉者生，阳病见阴脉者死。

凡脉浮大滑动数，此名：阳也。沉弱涩弦微迟，此名：阴也。

寸脉下不至关为阳绝。尺脉上不至关为阴绝。此皆不治决死也。

寸口关上尺中三处，大小浮沉迟数同等，虽有寒热不解者，此脉阴阳为和平，虽剧当愈。

表有病者，脉当浮大；里有病者，脉当沉细；肥人当沉；瘦人当浮。

五藏死脉

肺死藏，浮之虚，按之弱如葱叶，下无根者死。

肝死藏，浮之弱，按之如索不来，或曲如蛇行者死。

心死藏，浮之实，如麻豆，按之益躁疾者死。

脾死藏，浮之大坚，按之如覆盆，洁洁状如摇者死。

肾死藏，浮之坚，按之乱如转丸，益下入尺中者死。

八、方药

一物瓜蒂汤

瓜蒂二七个

上锉，以水一升，煮取五合，去滓顿服。

人参汤

人参　干姜　白术各三两　桂枝　甘草各四两

上四味，以水九升，煮取五升，纳桂枝更煮取三升，温服一升，日三服。

八味肾气丸

干地黄八两　山药　山茱萸各四两　茯苓　丹皮　泽泻各三两　炮附子一枚　桂枝一两

上八味，末之，炼蜜和丸，梧子大，酒下十五丸，加至廿丸，日再服。

十枣汤

芫花熬　甘遂　大戟各等分

上三味，捣筛，以水一升五合，先煮肥大枣十枚，取八合，去滓，内药末，强人服一钱匕，羸人服半钱

匕，平旦温服之，不下者，明日更加半钱匕，得快利
后，糜粥自养。

三物白散

桔梗　贝母各二钱　巴豆一分，去皮熬黑研如脂

上二味，为散，内巴豆，更于臼中杵之，以白饮和
服，强人半钱匕，羸者减之。

下瘀血汤

大黄三两　桃仁三十个　䗪虫二十枚，去足熬

上三味，末之，炼蜜为四丸，以酒一升，煮一丸，
取八合，顿服之，新血下如豚肝。

土瓜根散

土瓜根　芍药　桂枝　䗪虫各三分

上四味，杵为散，酒服方寸匕，日三服。

大半夏汤

半夏二升　人参三两　白蜜一升

上三味，以水一斗二升，和蜜扬之二百四十遍，煮
药取二升半，温服一升，余分再服。

大建中汤

蜀椒二合，去汗炒　干姜四两　人参一两

上三味，以水四升，煮取二升，去滓，内胶饴一升，微火煎取二升，分温再服，如一炊顷，可饮粥二升，后更服，当一日食糜粥温覆之。

大承气汤

大黄四两，酒洗　厚朴半斤　枳实五枚，炙　芒硝三合

水一斗，先煮二物，取二升去滓，内大黄煮二升，去滓，再内芒硝，上火微一、二沸，分温再服，得下余勿服。

大青龙汤

麻黄六两　桂枝二两　甘草二两　杏仁四十枚　生姜三两　大枣十枚　石膏打碎

以水九升，先煮麻黄减二升，去上沫，内诸药，煮取三升，温服一升，取微似有汗。

大柴胡汤

柴胡半斤　黄芩　芍药各三两　半夏半斤　枳实四枚　大黄二两　大枣十二枚　生姜五两

上八味，以水一斗二升，煮取六升，去滓再煎，温服一升，日三服。

大乌头煎

乌头大者五枚　熬去皮，不必咀

上以水三升，煮取一升，去滓纳蜜二升，煮令水尽，取二升，强人服七合，弱人服五合，不差明日更服，不可一日更服。

大陷胸汤

大黄六两　芒硝一升　甘遂一钱七

上三味，以水六升，先煮大黄取二升去滓，内芒硝煮一二沸，内甘遂末，温服一升，得快利止后服。

大陷胸丸

大黄八两　芒硝　杏仁　葶苈子各半斤

上大黄、葶苈捣筛，内杏仁、芒硝，合研如脂，和散取弹丸一枚，别捣甘遂末一钱七，内蜜二合，水二升，煮取一升，顿温服之，一宿乃下，如不下，更服取下为效。

大黄甘草汤

大黄四两　甘草一两

上二味，以水三升，煮取一升，分温再服。

大黄甘遂汤

大黄四两　甘遂　阿胶各二两

上三味，以水三升，取一升顿服，其血当下。

大黄牡丹汤

大黄四两　牡丹一两　桃仁五十个　冬瓜仁半斤　芒硝三合

上五味，以水六升，煮取一升，去滓纳芒硝再煎沸，顿服之，有脓当下，如无脓当下血。

大黄附子汤

大黄三两　附子三两　细辛二两

上三味，以水五升，煮取二升，分温三服，若强人煮取二升半，分温三服，服后如人行四、五里进一服。

大黄黄连泻心汤

大黄二两　黄连一两

上二味，以麻沸汤一升渍之，须臾绞去滓，分温再服。

大黄硝石汤

大黄　黄柏　硝石各四两　栀子十五枚

上四味，以水六升，煮取二升，去滓纳硝，更煮取一升顿服。

大黄䗪虫丸

大黄十分，蒸　黄芩二两　甘草三两　桃仁一升　杏仁一升　芍药四两　干地黄十两　干漆一两　虻虫一升　水蛭百枚　蛴螬百枚　䗪虫半升

上十二味，末之，炼蜜和丸小豆大，酒服五丸，日三服。

小半夏汤

半夏一升（一作五钱）　生姜半斤（一作四钱）

上二味，以水七升，煮取一升半，分温再服。

小半夏加茯苓汤

半夏一升　生姜半斤　茯苓四两

上三味，以水七升，煮取一升半，分温再服。

小儿疳虫蚀齿方

雄黄　葶苈

上二味，末之，取腊月猪脂，镕以槐枝绵里头四五枚，点药烙之。

小承气汤

大黄_{四两}　厚朴_{二两，去皮}　枳实_{三枚}

水四升，煮取一升二合，分温三服，初服汤当大便，不尔者，尽饮之，若得大便勿服。

小建中汤

桂枝_{去粗皮}　生姜_{各三两}　芍药_{六两}　炙甘草_{二两}　大枣_{十二枚，擘}　胶饴_{一升}

水七升，煮取三升，去滓，内胶饴，更上微火消解，温服一升，日三服。

小青龙汤

桂枝　芍药　甘草　麻黄　细辛　干姜_{各三两}　半夏　五味子_{各半斤}

以水一斗，先煮麻黄减二升，去上沫，内诸药，煮取三升，温服一升。

若渴，去半夏加栝蒌根三两。

若微利，去麻黄加荛花如鸡子大，熬令赤色。

若噎者，去麻黄加附子一枚炮。

若小便不利，少腹满者，去麻黄加茯苓四两。

若喘者，去麻黄加杏仁半升，去皮尖。

小青龙加石膏汤

前方加石膏二两

上九味，以水一斗，先煮麻黄去上沫，内诸药煮取三升，强人服一升，赢者减之，日三服，小儿服四合。

小柴胡汤

柴胡　半夏各半斤　人参　甘草　黄芩　生姜各三两　大枣十二枚

以水一斗二升，煮取六升，去滓，再煮取三升，温服一升，日三服。

若胸中烦而不呕者，去半夏、人参加栝蒌实一枚。

若渴者，去半夏加人参合前成四两半，加栝蒌根四两。

若腹中痛者，去黄芩加芍药三两。

若胁下痞硬，去大枣加牡蛎四两。

若心下悸，小便不利者，去黄芩加茯苓四两。

若不渴外有微热者，去人参加桂枝三两，温服取微汗愈。

若欬者，去人参、大枣、生姜加五味子半升、干姜二两。

小陷胸汤

黄连一两　半夏一升　大栝蒌实一枚

上三味，以水六升，先煮栝蒌取三升，去滓，内诸药煮取二升，去滓，分温三服。

己椒苈黄丸

防己　椒目　葶苈　大黄各一两

上四味末之，蜜丸如梧子大，先食饮服一丸。日三服，稍增，口中有津液，渴者加芒硝半两。

五苓散

泽泻一两六铢　猪苓　茯苓　白术各十八铢　桂枝半两

上五味，为末，白饮服方寸匕，日三服，多服暖水汗出愈。

升麻鳖甲汤

升麻　当归　甘草各二两　蜀椒一两炒出汗　鳖甲手指大一片，炙　雄黄半斤，研

上六味，以水四升，煮取一升，顿服之，老小再服取汗，阴毒去雄黄、蜀椒。

升麻鳖甲汤去雄黄蜀椒

见升麻鳖甲汤。

天雄散

天雄炮　龙骨各三两　白术八两　桂枝六两

上四味，杵为散，酒服半钱匕，日三服，不知稍增之。

文蛤汤

麻黄三两　杏仁五十枚　甘草　石膏　文蛤各五两　生姜三两　大枣十二枚

上七味，以水六升，煮取二升，温服一升，汗出即愈。

文蛤散

文蛤五两

上一味，杵为散，以沸汤五合，和服方寸匕。

木防己汤

木防己　桂枝各三两　人参四两　石膏如鸡子大二枚（一作十二枚）

上四味以水六升，煮取二升，分温再服。

木防己汤去石膏加茯苓芒硝汤

木防己　桂枝各三两　人参四两　芒硝三合　茯苓四两

上五味，以水六升，煮取二升去滓，纳芒硝，再微煎，分温再服，微利则愈。

王不留行散

王不留行八月八日采　蒴藋细叶七月七日采　桑东南根　白皮三月三日采，各十分　甘草十八分　川椒三分　黄芩　厚朴　干姜　芍药各二分

上九味，前三味烧灰存性，各别杵筛，合治之为散，服方寸匕，小疮即粉之，大疮但服之，产后亦可服。

半夏散汤

半夏　桂枝　甘草

上三味，各等分，各捣筛已，合治之，白饮和服方寸匕，日二服，若不能散，服以水一升，煎七沸，内散方寸匕，更煎三沸下火，令少冷，少少咽之。

半夏厚朴汤

半夏一升　厚朴三两　茯苓四两　生姜五两　苏叶二两

上五味，以水一斗，煮取四升，分温四服，日三服，夜一服。

半夏麻黄丸

半夏　麻黄各等分

上二味，末之，炼蜜和丸，小豆大，饮服三丸，日三服。

半夏干姜散

半夏　干姜各等分

上二味，杵为散，取方寸匕，将水一升半，煮取七合，顿服之。

半夏泻心汤

半夏半升，洗　黄芩　干姜　人参　甘草各三两，炙　黄连一两

上七味，以水一斗，煮取六升，去滓再煎，取三升，温服一升，日三服。

四逆汤

生附一枚　干姜两半　炙甘草二两

上三味，以水三升，煮取一升二合，去滓，分温再服，强人可大附子一枚，干姜三两。

四逆加人参汤

四逆汤方内加人参一两，余依四逆汤法服。

四逆散

炙甘草　枳实　柴胡　芍药

上四味，各十分捣筛，白饮和服方寸匕，日三服。

咳者加五味子、干姜各五分，并主下利。

悸者加桂枝五分。

小便不利者加茯苓五分。

腹中痛者，加附子一枚炮令拆。

泄利下重者，先以水五升，内薤白三升，煮取三升去滓，以散三方寸匕内汤中，煎取一升半，分温再服。

瓜蒂散

赤小豆　瓜蒂　鳖鱼各一分

二味各别，捣筛为散，合治之取一钱匕，以香豉一合，用热汤七合，煮作稀糜，去滓，取汁和散，温顿服，不吐少少加，得快吐乃止。诸亡血虚家，不可与之。

金匮方无鳖鱼，瓜蒂熬黄一分、赤小豆煮三分。

甘草汤

甘草二两

上一味，以水三升，煮取一升半，去滓分温再服。

甘草附子汤

甘草二两，炙　附子二枚，泡去皮　白术二两　桂枝四两

上四味，以水六升煮取三升，去滓温服一升，日三服。初服得微汗则解。能食汗出复烦者，服五合，恐一升多者，宜服六、七合为妙。

甘草粉蜜汤

甘草二两　白粉一两　白蜜四两

上三味，以水三升，先煮甘草，取二升去滓，纳粉蜜搅令和，煎如薄粥，温服一升差即止。

甘草麻黄汤

甘草二两　麻黄四两

上二味，水五升，先煮麻黄去上沫，内甘草煮取三升，温服一升，重复取汗出，不汗再服，慎风寒。

甘草干姜汤

炙甘草四两　干姜二两

水三升，煮一升五合，分温再服。

甘草干姜茯苓白术汤

甘草　白术各二两　干姜　茯苓各四两

上四味，以水五升，煮取三升，分温三服，腰中即温。

甘草泻心汤

甘草_{四两}　黄芩_{三两}　半夏_{半斤}　干姜_{三两}　黄连_{一两}　大枣_{十二枚}

上六味，以水一斗去滓，再煎至三升，温服一升，日三服。

甘麦大枣汤

甘草_{三两}　小麦_{一升}　大枣_{十枚}

上三味，以水五升，煮取三升，分三服，亦补脾气。

甘遂半夏汤

甘遂_{大者，三枚}　半夏_{十二枚，以水一升煮取半升去渣}　芍药_{五枚}　甘草_{如指大一枚，炙}

上四味，以水二升煮取半升去渣，以蜜半升和药汁，煎取八合顿服之。

生姜半夏汤

半夏_{半升}　生姜汁_{一升}

上二味，以水三升，煮半夏取二升，纳生姜汁，煮

183

取一升半，小冷分四服，日三夜一，呕止停后服。

生姜泻心汤

生姜_{四两}　人参　黄芩　甘草_{各三两}　半夏_{半升}　干姜　黄连_{各一两}　大枣_{十二枚}

上八味，以水一斗，煮取六升去滓，再煎至三升，温服一升，日三服。

白术散

白术　川芎　蜀椒_{三分，去汗}　牡蛎

上四味，杵为散，酒服一钱七，日三服。

但苦痛加芍药。

心下毒痛倍加川芎。

心烦吐痛不能饮食，加细辛一两、半夏大者二十枚。服之后更以醋浆水服之。若呕以醋浆水服之，复不解者，小麦汁服之。已后渴者大麦汁服之，病虽愈，服之勿置。

白术附子汤

白术_{四两}　附子_{三枚，炮炙}　生姜_{三两}　炙甘草_{二两}　大枣_{十二枚}

上五味，以水三升，煮以一升去滓，分温三服。一服觉身痹，半日许再服，三服都尽，其人如冒状。勿

怪，即是附、术并走皮中，逐水气未得除故耳。

白虎汤

石膏一斤　知母六两　甘草二两　粳米六合

上先煮石膏数十沸，再投药米，米熟汤成，温服。

白虎加人参汤

石膏一斤，碎绵囊　知母六两　甘草二两　粳米六合
人参三两

水一斗煮，米熟汤成，温服一升，日三服。

白虎加桂枝汤

知母六两　石膏一斤　甘草二两，炙　粳米六合　桂
枝三两

上五味，以水一斗煮，米熟汤成，去滓温服一升，
日三服。

白通汤

葱白四茎　干姜一两　附子一枚，去皮生用

上三味，以水三升，煮取一升，去滓分温再服。

白通加猪胆汁汤

本方加人尿五合　猪胆汁一合

和合相得，分温再服。

白头翁汤

白头翁二两　黄连　黄柏　秦皮各三两

上四味，以水七升，煮取二升，去滓，温服一升。

白头翁加甘草阿胶汤

白头翁　甘草　阿胶各二两　秦皮　黄连　蘗皮各四两

上六味，以水七升煮取二升半，内胶令消尽，分温服，日三服。

百合地黄汤

百合七枚，劈　生地黄汁一升

上先以水洗百合渍一宿，当白沫出，去其水，别以泉水二升，煎取一升，去滓，内地黄汁

煎取一升半，分温再服，中病勿更服，大便当如漆。

百合知母汤

百合十枚　知母三两

先煎百合如前法，别以泉水二升，煎知母取一升，后合煎，取一升半，分温再服。

百合洗方

百合一升，以水一斗，渍之一宿，以洗身，洗已食煮饼，勿以咸豉也。

百合滑石代赭石汤

百合七枚，劈　滑石三两，碎绵裹　代赭石如弹丸大一枚，碎绵裹

先煎百合如前法，别以泉水二升煮滑石、代赭石，取一升去滓，后合和重煮，取一升半，分温再服。

百合滑石散

百合一两，炙　滑石三两

上为散，饮服方寸匕，日三服，当微利者止服。热则除。

百合鸡子黄汤

百合七枚，劈　鸡子黄一枚

上先煎百合如前法，内鸡子黄搅匀，煎五分温服。

竹皮大丸

生竹茹　石膏各一两　桂枝　白薇各三分　甘草七分

上五味，末之，枣肉和丸弹子大，饮服一丸，日三夜二服。

有热倍白薇。

烦喘者加柏实。

竹叶汤

竹叶一把　葛根三两　防风　桔梗　桂枝　人参
甘草各一两　炮附子一枚　生姜五两　大枣十五枚

上十味，以水一斗，煮取二升半，分温三服，覆使
汗出。

颈项强用大附子一枚，破之如豆大。

入前药扬去沫，呕者加半夏半升，洗。

竹叶石膏汤

竹叶二把　石膏一斤　人参三两　粳米半升　半夏半
升，洗　甘草二两，炙　麦冬一斗，去心

上七味，以水一斗煮取六升，去滓内粳米煮，米熟
汤成，去米温服一升，日三服。

吴茱萸汤

吴茱萸一升　人参三两　生姜六两　大枣十二枚
上四味，以水五升煮取三升，温服七合，日三服。

杏子汤

方缺。

皂荚丸

皂荚八两刮去皮酥炙

上一味，末之，蜜丸梧子大，以枣膏和汤服三丸，日三夜一服。

芍药甘草汤

芍药四两　炙草四两

水三升，煮一升五合，分温再服。

芍药甘草附子汤

芍药　炙甘草各二两　附子一枚，炮去皮破八片

水五升煮一升五合，分温三服。

赤丸

乌头二两，炮　茯苓四两　细辛一两　半夏四两

上四味，末子，内真朱为色，炼蜜为丸如麻子大，先食饮酒下三丸，日再服，一服不知稍增，以知为度。

赤石脂禹余粮汤

赤石脂　禹余粮各一斤

上二味，以水六升煮去二升，去滓，分温三服。

赤小豆当归散

赤小豆三升，浸令芽出曝干　当归十分

上二味，杵为散，浆水服方寸匕，日三服。

防己地黄汤

防己　甘草各一分　桂枝　防风各三分

上四味，以酒一杯渍之，绞取汁，生地黄二斤咬咀，蒸之如斗饭，久以铜器盛药汁，更绞地黄汁，和分再服。

防己茯苓汤

防己　黄芪　桂枝各三两　茯苓六两　甘草二两

上五味，以水六升煮取二升，分温三服。

防己黄芪汤

防己一两　甘草半两，炙　白术七钱半　黄芪一两一分

上锉麻豆大，每抄五钱匕，生姜四片，大枣一枚，水盏半，煮八分，去滓温服。

喘者加麻黄半两。

胃中不和者，加芍药三分。

气上冲者，加桂枝三分。

下有陈寒者，加细辛三分。

服后当如虫行皮中，从腰下如冰，后坐被上，又以

一被绕腰下，令微汗差。

抵当丸

水蛭二十个　虻虫二十五个　桃仁二十粒　大黄三两

上四味，杵分为四丸，以水二升煮一丸，取七合服之。晬时当下血，若不下者更服。

抵当汤

水蛭熬　虻虫各三十个，去翅足熬　桃仁二十粒　大黄三两，酒洗

上四味，以水五升，煮取三升去滓，温服一升，不下再服。

炙甘草汤

甘草四两，炙　桂枝　生姜各三两　麦门冬半斤　枣仁半升（旧本用麻仁者误）　人参　阿胶各二两　大枣三十枚　生地黄一斤

上九味，以酒七升水八升，先煮八味，取三升去滓，内胶得令温服一升，日三服。

附子汤

附子二枚，炮　白术四两　人参二两　芍药　茯苓各三两

水八升煮取一升，去滓温服一升，日三服。

附子粳米汤

附子一枚，炮　半夏　粳米各半斤　甘草一两　大枣十枚

上五味，以水八升，煎米熟汤成，去滓温服一升，日三服。

附子泻心汤

大黄二两　黄连　黄芩各一两　附子一枚，别煮取汁

上三味，以麻沸汤二升渍之，须臾绞去滓，内附子汁，分温再服。

侯氏黑散

菊花四十分　白术　防风各十分　桔梗八分　黄芩五分　细辛　干姜　人参　茯苓　当归　川芎　牡蛎　矾石　桂枝各三分

上十四味，杵为散，酒服方寸匕，日一服。初服二十日，温酒调服，禁一切鱼肉大蒜，常宜冷食，六十日止，即药积腹中不下也，热食即下矣，冷食自能助药力。

厚朴三物汤

厚朴八两　大黄四两　枳实五枚

上三味，以水一斗二升，先煮二味取五升，纳大黄煮取三升，温服一升，以利为度。

厚朴七物汤

厚朴半斤　甘草　大黄各二两　大枣十枚　枳实五枚
桂枝二两　生姜五两

上七味，以水一斗煮取四升，温服八合，日三服。

呕者加半夏五合。

下利去大黄。

寒多者加生姜至半斤。

厚朴大黄汤

厚朴一尺　大黄六两　枳实四枚

上三味，以水五升，煮取二升，分温再服。

厚朴麻黄汤

厚朴五两　麻黄四两　石膏如鸡子大　杏仁半斤　半夏半斤　干姜　细辛各二两　小麦一升　五味子半升

上九味，以水一斗二升，先煮小麦熟，去滓内诸药煎取三升，温服一升，日三服。

厚朴生姜半夏甘草人参汤

厚朴炙，去皮　生姜　半夏洗，各半斤　甘草二两
人参一两

水一斗煮取三升，温服一升，日三服。

奔豚汤

甘草　芎劳　当归　黄芩　芍药各二两　半夏　生
姜各四两　生葛五两　甘李根皮一升

上九味，以水二斗煮取五升，温服一升，日二夜
一服。

枳术汤

枳实七枚　白术二两

上二味，以水五升，煮取三升，分服三服，腹中软
即当散也。

枳实芍药散

枳实烧令黑勿太过　芍药等分

上二味，杵为散，服方寸匕，日三服，大麦粥下
之。并主痈脓。

枳实栀子豉汤

枳实三枚，炙　栀子十四枚，劈　豉一升，棉裹

上三味，以清浆水七升，空煮取四升，内枳实、栀子煮去二升，下豉更煮五六沸去滓，分温再服，覆令微似汗。

枳实薤白桂枝汤

枳实四枚　薤白半斤　桂枝一两　厚朴四两　栝蒌实一枚，捣

上五味，以水五升，先煮枳实、厚朴取二升，去滓内诸药，煎数沸，温三服。

柏叶汤

柏叶　干姜各三两　艾三把

上三味，水五升，取马通汁一升合煮，取一升，分温再服。

柴胡桂枝汤

柴胡四两　黄芩　人参　生姜　芍药　桂枝各两半　甘草二两　半夏二合半　大枣六枚

以水七升，煮取三升，去滓温服一升。

柴胡桂枝干姜汤

柴胡半斤　黄芩　桂枝各三两　栝蒌根四两　干姜　牡蛎　甘草各二两

煎服同前法。

柴胡加龙骨牡蛎汤

柴胡四两　黄芩　人参　生姜　茯苓　铅丹　桂枝　龙骨　牡蛎各一两半　大黄二两　半夏一合　大枣六枚

水八升煮取四升，内大黄更煮一、二沸，去滓温服一升。

禹余粮丸

方缺。

红蓝花酒

红蓝花一两

上一味，酒一大升，煎减半，顿服一半，未止再服。

苓甘五味加姜辛半夏杏仁汤

茯苓四两　甘草　干姜　细辛各三两　五味　半夏　杏仁各半升

上七味，以水一斗，煮取三升，去滓，温服半升，日三服。

苓甘五味加姜辛半夏杏仁大黄汤

前方加大黄三两

上八味，以水一斗，煮取三升，去滓，温服一升，日三服。

苓甘五味姜辛汤

茯苓四两　甘草　干姜　细辛各三两　五味半斤

上五味，以水八升，煮取三升，去滓，温服半升，日三服。

苓甘五味姜辛半夏汤

前方加半夏半斤

余同前法。

苓桂五味甘草汤

茯苓　桂枝各四两　五味半斤　甘草三两，炙

上四味，以水八升，煮取三升，去滓，分温三服。

苓桂五味甘草去桂加姜辛汤

见方。

苓桂术甘汤

茯苓　桂枝　白术各三两　甘草二两

上四味，以水六升，煮取三升，分温三服，小便则利。

苦酒汤

半夏十四枚，洗破如枣核大　鸡子一枚，去黄存白留壳中

上二味，内半夏苦酒，着鸡子内，以鸡子置刀镮中，安火上令三沸去滓，少少含咽之，不差，更作三剂。

苦参汤

苦参一升

以水一斗，煎取七升，去滓，熏洗三次。

风引汤

大黄　干姜　龙骨各四两　桂枝　甘草　牡蛎各二两　寒水石　滑石　赤白脂　白石脂　紫石英　石膏各六两

上十二味，杵粗筛，以韦囊盛之，取三指撮，井花水三升，煮三沸，温服一升，治大人风引，小儿惊痫瘛疭，日数发，医所不疗，除热方。

射干麻黄汤

麻黄　生姜各四两　射干　细辛　紫菀　款冬花各三两　大枣七枚　半夏　五味子各半升

上九味，以水一斗二升，先煮麻黄两沸，去上沫，纳诸药煮取三升，分温三服。

栝蒌牡蛎散

栝蒌　牡蛎等分

上为细末，饮服方寸匕，日三服。

栝蒌桂枝汤

栝蒌根　桂枝　芍药　生姜各三两　甘草二两　大枣十二枚

上六味，哎咀以水九升，微火煮取三升，温分三服，微汗，汗不出，食顷啜热粥发。

栝蒌薤白白酒汤

栝蒌实一枚　薤白半斤　白酒七升

上三味，同煎，取二升，分温再服。

栝蒌薤白半夏汤

栝蒌实一枚，捣　薤白三两　半夏半升　白酒一斗

上四味，同煮，取四升，温服一升，日三服。

栝蒌瞿麦丸

薯蓣　茯苓各三两　栝蒌根二两　炮附子一枚　瞿麦

一两

上五味，末之，炼蜜丸如梧子大，饮服二丸，日三服。不知增至七八丸，以小便利，腹中温为止。

桂枝汤

桂枝去粗皮　芍药　炙甘草　生姜各二两　大枣十二枚

上五味㕮咀，以水七升，微火煮取三升，去滓，适寒温服一升，服已须臾啜稀热粥一升，以助药力，温覆令一时许，遍身漐漐微似有汗者益佳。不可令如水流漓，病必不除。若一服汗出病差，停后服，不必尽剂。若不汗，重服依前法，又不汗，后服小促，半日许，令三服尽。若病重者，一日一夜服，周时观之，服一剂尽，病症犹在者更作服，若汗不出者，乃服至二、三剂，禁生冷、粘滑、肉、面、五辛、酒、酪、臭恶等物。

桂枝人参汤

桂枝　人参　炙甘草各四两　白术三两　干姜五两

水九升，先煮四味，取五升，内桂煮三升温服，日再服，夜一服。

桂枝甘草汤

桂枝四两，去皮　炙甘草二两

水二升，煮二升，顿服。

桂枝附子汤

桂枝四两　附子三枚，炮　大枣十二枚　生姜三两
甘草二两

上五味，以水六升，煮取二升，去滓，分温三服。

桂枝茯苓丸

桂枝　茯苓　丹皮　桃仁去皮尖，熬　芍药各等分

上五味，末之，炼蜜丸如兔屎大，每日食前服一
丸，不知加至三丸。

桂枝生姜枳实汤

桂枝　生姜各三两　枳实五两

上三味，以水六升煮取三升，分温三服。

桂枝芍药知母汤

桂枝四两　芍药三两　甘草　麻黄　附子各二两　白
术　知母　防风各四两　生姜五两

上九味，以水七升，先煮麻黄减二升，去上沫，纳
诸药品，煎取二升，温服日七合，三服。

桂枝甘草龙骨牡蛎汤

桂枝一两　甘草炙　龙骨　牡蛎熬，各二两
水五升，煮二升半，温服八合。

桂枝二麻黄一汤

本桂枝汤二分　麻黄汤一分，合为二升分再服。后
人合为一方，此仲景异道同归之活法。

桂枝加大黄汤

本方加大黄二两　芍药三两

桂枝加芍药汤

本方加芍药三两

桂枝加附子汤

本方加附子一枚，炮，去皮破八片
煎服，不须啜粥。

桂枝加桂汤

本方加桂枝二两

桂枝加葛根汤

本方加葛根四两

桂枝加黄芪汤

桂枝　芍药　生姜各三两　甘草　黄芪各二两　大枣十二枚

上六味，以水八升，煮取三升，温服一升，须臾啜热稀粥一升，余以助药力，温覆取微汗，不汗更服。

桂枝加厚朴杏仁汤

本方加厚朴二两，去皮　杏仁五十枚

水七升，微火煮三升，温服一升，覆取微似汗。

桂枝去芍药生姜新加人参汤

本方去芍药、生姜加人参三两

桂枝甘草姜枣麻辛附子汤

桂枝　生姜各三两　细辛　甘草　麻黄各二两　附子一枚，炮　大枣十二枚

上七味，以水七升先煮麻黄去上沫，纳诸药煮取二升，分温三服。当汗出如虫行皮中即愈。

桂枝去芍药加蜀漆龙骨牡蛎救逆汤

桂枝　蜀漆　生姜各三两　甘草二两　大枣十二枚　龙骨四两　牡蛎五两

水一斗二升，煮蜀漆减二升，内诸药煮取三升，温

服一升。

桂枝去芍药加附子汤

桂枝四两　生姜三两　甘草二两　大枣十二枚　附子三两

水六升，煮二升，分温三服。

桂枝去桂加茯苓白术汤

芍药　生姜　白术　茯苓各三两　甘草炙，二两　大枣十二枚

水八升，煮三升，温服一升。

桂枝附子去桂加白术汤

本方去桂枝加白术四两。

桃仁承气汤

桃仁五十枚　甘草　桂枝　芒硝各二两　大黄四两

上五味，以水七升，煮取二升半，去滓，内芒硝更上火，微沸下火，先食温服五合，日三服，当微利。

桃花汤

赤石脂一斤，一半全用，一半筛用　干姜一两　粳米一升

上三味，以水七升，煮米熟，去滓，温服七合，纳

赤石脂末，方寸匕日三服。愈余勿服。

桔梗汤

甘草　桔梗各二两

以水三升，煮取一升半，去滓分温再服。

乌梅丸

乌梅二百枚　细辛六两　干姜十两　黄连十六两　当
归四两　附子六两，炮去皮　蜀椒四两，出汗　桂枝六两，
去皮　人参六两　黄柏六两

上十味，异捣筛，合治之，以苦酒渍乌梅一宿，去
核蒸之，五升米下饭熟，捣成泥，和药令相得，内臼
中，与蜜杵二千下，丸如梧桐子大，先食饮服十丸，日
三服，稍加至二十丸，禁生冷、滑物、臭食物。

乌头汤

麻黄　芍药　黄芪　甘草各三两，炙　乌头五枚（呚
咀以蜜三升煎取一升，即无乌头，大附子亦可）

上五味，以水三升，煮取一升，去滓，内蜜煎中，
更煎之，服七合，不知尽服之。

乌头桂枝汤

乌头五枚

上一味，以蜜二升，煎减半，去滓，以桂枝汤五合解之，合得一升，初服五合，不知即服三合，又不知，后加至五合，其知者如醉状，得吐者，为中病。

乌头赤石脂丸

乌头一分，炮　蜀椒　干姜　赤石脂各一两　附子半两

上五味，末之，蜜丸如梧子大，先食服一丸，日三服，不知稍加服。

狼牙汤

狼牙三两

上一味，以水四升，煮取升半，以绵缠筋如茧，浸汤，沥阴中，日四遍。

真武汤

茯苓　芍药　生姜各三两　白术二两　附子一枚，炮

水八升，煮取三升，温服七合，日三服。

欬者，加五味半升、细辛一两。

小便利而下利者，去芍药加干姜一两。

呕者，去附子加生姜足前成半斤。

茯苓四逆汤

茯苓四两　人参一两　附子一枚，去皮生用切八片　甘

草二两，炙　干姜一两五钱

　　上五味，以水五升，煮取三升，去滓，温服七合，日二服。

茯苓甘草汤
　　茯苓　桂枝各一两　甘草，炙一两　生姜三两
　　上四味，以水四升，煮取一升，去滓温分三服。

茯苓杏仁甘草汤
　　茯苓三两　杏仁五十个　甘草一两
　　上三味，以水一斗，煎取五升，温服一升，日三服，不差更服。

茯苓桂枝甘草大枣汤
　　茯苓半斤　甘草二两　大枣十二枚　桂枝四两
　　上四味，以甘澜水一斗，先煎茯苓减二升，纳诸药煎取三升，去滓温服一升，日三服。

茯苓戎盐汤
　　茯苓半斤　白术二两　戎盐弹丸大一枚
　　上三味，先将茯苓白术煎成，入戎盐再煎，分温三服。

茯苓泽泻汤

茯苓半斤　泽泻四两　甘草　桂枝各二两　白术三两　生姜四两

上六味，以水一斗煮取三升，纳泽泻再煎取二升半，温服八合，日三服。

茵陈五苓散

茵陈十分末　五苓散五分

上二味，和，先食饮服方寸匕，日三服。

茵陈蒿汤

茵陈蒿六两　栀子十四枚　大黄二两

上三味，以水一斗，先煮茵陈减六升，纳二味煮取三升，去滓，分温三服。小便当利，尿如皂角汁状，色正赤，一宿腹减，黄从小便去也。

干姜附子汤

干姜一两　附子一枚，去皮生用切八片

上二味，以水三升，煮取一升，去滓顿服。

干姜人参半夏丸

干姜　人参各一两　半复二两

上三味，末之，以生姜汁糊为丸，梧子大，饮服十丸，日三服。

干姜黄连黄芩人参汤
干姜　黄连　黄芩　人参各二两
上四味，以水六升，煮取二升，分温再服。

排脓散
枳实十六枚　芍药六分　桔梗二分
上三味，杵为散，取鸡子黄一枚，以药散与鸡黄相等，揉和令相得，饮和服之，日一服。

排脓汤
甘草二两　桔梗三两　生姜一两　大枣十枚
上四味，以水三升，煮取一升，温服五合，日再服。

旋覆花汤
旋覆花三两　葱十四茎　新绛少许
上三味，以水三升，煮取一升，顿服。

旋覆代赭石汤
旋覆花　甘草各三两　人参二两　半夏半升　代赭石一两　生姜五两　大枣十二枚

上七味，以水一斗，煮六升去滓，再煎三升，温服一升，日三服。

栀子豉汤

栀子十四枚　香豉四合，绵裹

上二味，以水四升，先煮栀子得二升半，内豉煮取升半，去滓，分为二服，温进一服，得吐止后服。

栀子甘草豉汤

本方加甘草二两

余同前法。

栀子生姜豉汤

本方加生姜五两

余同前法。

栀子干姜汤

栀子十四枚　干姜二两

上二味，以水三升煮取一升半，去滓分二服，温进一服。

栀子厚朴汤

栀子十四枚，劈　厚朴四两，姜汁炒　枳实四枚，水浸

去穰炒

余同前法。

栀子柏皮汤

栀子十五枚，劈　甘草二两，炙　黄柏二两

上三味，以水四升，煮取一升半，去滓分温再服。

栀子大黄汤

栀子十四枚　大黄二两　枳实五枚　豉一升

上四味，以水六升煮取二升，分温三服。

紫参汤

紫参半斤　甘草三两

上二味，以水五升，先煮紫参取二升，内甘草取一升半，分温三服。

蛇床子散

蛇床子

上一味，末之，以白粉少许，和合相得，如枣大，绵裹纳之，自然温。

通脉四逆汤

炙甘草二两　附子大者一枚，生用去皮，破八片　干姜

三两（强人可四两）

上三味，以水三升，煮取二升二合，去滓，分温再服，其脉即出者愈。

面色赤者，加葱九茎。

腹中痛者，去葱加芍药二两。

呕者，加生姜二两。

咽痛，去芍药加桂枝一两。

利止脉不出者，去桂枝加人参二两。

通脉四逆加猪胆汁汤

于四逆汤方内加入猪胆汁半合

余依前法服，如无猪胆，以羊胆代之。

麦门冬汤

麦门冬七升　半夏一升　人参　甘草各二两　粳米三合　大枣十二枚

上六味，以水一斗二升，煮取六升，温服一升，日三服，夜一服。

麻黄汤

麻黄二两,去节　桂枝二两　甘草炙,一两　杏仁七十个,去尖

水九升，先煮麻黄减一升，去沫内诸药，煮二升

半，温服八合，覆取微似汗，不须啜粥，余如桂枝法。

麻黄加术汤

麻黄三两，去节　桂枝二两　甘草一两，炙　白术四两　杏仁七十个，去皮尖

上五味，以水九升，先煮麻黄减二升，去上沫纳诸药，煮取二升半，去滓，温服八合，覆取微汗。

麻黄升麻汤

麻黄二两半，去节　升麻一两一钱　当归一两一分　黄芩六铢　萎蕤六铢　芍药　知母十八铢　天冬去心　桂枝去皮　茯苓　甘草炙　石膏碎，绵裹　白术　干姜各六钱

上十四味，以水一斗，先煮麻黄一、二沸，去上沫内诸药，煮取三升去滓，分温三服。相去如炊三斗米顷，令尽汗出愈。

麻黄附子细辛汤

麻黄　细辛各三两　附子一枚，炮去皮

水一斗，先煮麻黄减二升，去沫沸内诸药，煮取三升去滓，温服一升，日三服。

麻黄附子甘草汤　一名麻黄附子汤

前方去细辛加甘草二两

水七升，同煎法。

麻黄桂枝各半汤

桂枝汤三合　麻黄汤三合　并为六合，顿服。

麻黄杏仁甘草石膏汤

麻黄四两　杏仁五十粒　甘草二两，炙　石膏半斤

水七升，先煮麻黄减二升，去上沫，内诸药煮取二升，温服一升。

麻黄杏仁薏苡甘草汤

麻黄半两　杏仁十个，去皮尖　薏苡半两　甘草一两，炙

上锉麻豆大，每服四钱匕，水一盏半煎八分，去滓温服，有微汗避风。

麻黄连翘赤小豆汤

麻黄　连翘　甘草　生姜各二两　赤小豆一升　生梓白皮一斤　杏仁四十粒　大枣十二枚

以潦水一升，先煮麻黄再沸，去上沫内诸药，煮取三升，温分三服，半日服尽。

麻仁丸

麻仁二升　芍药半斤　大黄去皮一斤　枳实半斤　厚

朴一尺，_{去皮}　杏仁一升，_{去皮尖熬别作脂}

上六味，末之，炼蜜和丸，桐子大，饮服十丸，日三服，渐加以知为度。

硝石矾石散

硝石_{熬黄}　矾等分，_烧

上二味，为散，大麦粥汁和服方寸匕，日三服，病随大小便去，小便正黄，大便正黑，是其候也。

诃黎勒散

诃黎勒十枚，_煨

上一味，为散，粥饮和顿服。

越婢汤

麻黄六两　石膏半斤　生姜三两　甘草二两　大枣十二枚

上五味，以水六升，先煮麻黄去上沫，内诸药煮取三升，分温三服。

恶风，加附子一枚。

风水，加术四两。

越婢加术汤

前方加术四两

越婢加半夏汤

原方加半夏半升

余同前。

阳旦汤

方缺。

雄黄熏法

雄黄

一味为末，筒瓦二枚合之，烧向肛熏之。

黄土汤

甘草　干地黄　白术　附子各三两，炮　阿胶三两
黄芩三两　灶中黄土半斤

上七味，以水八升煮取三升，分温三服。

黄芩汤

黄芩　甘草炙，各三两　芍药三两　大枣十二枚

水一斗，煮取二升，去滓温服一升，日再服，夜
一服。

呕者，加半夏半升、生姜三两。

黄芩加半夏生姜汤

黄芩　生姜各三两　甘草二两　芍药一两　半夏半升
大枣十二枚

上六味，以水一斗煮取三升，去滓温服一升，日再夜一服。

黄连粉

方缺。

黄连汤

黄连　干姜　桂枝各三两　炙甘草　人参各二两　半
夏半升

水一斗煮取六升，去滓温服一升，日三服，夜二服。

黄连阿胶汤

黄连四两　阿胶三两　黄芩　芍药各二两　鸡子黄三枚

上五味，以水六升，先煮三物取二升，去滓内阿胶
烊尽，少冷内鸡子黄，搅令相得，温服七合。

黄芪建中汤

小建中加黄芪一两半

余依前法。

黄芪桂枝五物汤

黄芪三两　芍药　桂枝各三两　生姜六两　大枣十二枚

上五味，以水六升煎取二升，温服七合，日三服。

滑石白鱼散

滑石　白鱼　乱发各三分烧

上三味，杵为散，饮服方寸匕，日三服。

温经汤

吴茱萸三两　当归　芎䓖　芍药　人参　桂枝　阿
胶　丹皮　生姜　甘草各二两　半夏半升　麦冬一升

上十二味，以水一斗，煮取三升，分温三服。

亦主妇人少腹寒，久不受胎。兼治崩中去血，或月
水来过多，及至期不来。

当归散

当归　黄芩　芍药　芎䓖各一斤　白术半斤

上五味，杵为散，酒服方寸匕，日再服。

妊娠常服即易产，胎无疾苦，产后百病悉主之。

当归四逆汤

当归　桂枝　芍药　细辛各三两　炙甘草　通草各
二两　大枣廿五枚，劈

上七味，以水八升，煮取三升，去滓，温服一升，日三服。

当归四逆加吴茱萸生姜汤

前方加吴茱萸一升　生姜半斤，切片

上九味，以水六升，清酒六升，和煮取五升，去滓，温分五服。

当归芍药散

当归　芎䓖各三两　芍药一斤　茯苓　白术各四两
泽泻半斤

上六味，杵为散，取方寸匕，酒和日二服。

当归贝母苦参丸

当归　贝母　苦参各四两

上三味，末之，炼蜜丸如小豆大，饮服三丸，加至十粒。

当归生姜羊肉汤

当归　生姜各三两　羊肉一斤

上三味，以水八升，煮取三升，温服七合，日三服。

若寒，多加生姜成一斤。

痛多而呕者，加橘皮二两、白术一两。

加生姜者亦加水五升，煮取三升，二合服之。

葛根汤

葛根四两　麻黄　桂枝　芍药各二两　生姜三两　甘草一两　大枣十枚

水一斗，先煮麻黄、葛根，减二升去沫，内诸药，煮取三升，温服一升，覆取微似汗，不须啜粥，余如桂枝法。

葛根加半夏汤

本方加半夏半斤

葛根黄连黄芩汤

葛根半斤　黄连　黄芩各三两　炙甘草二两

水八升，先煮葛根减二升，内诸药煮取二升，分温二服。

葶苈大枣泻肺汤

葶苈熬令黄色，捣丸如鸡子大　大枣十二枚

先以水三升，煮枣取二升，去枣，内葶苈煮取一升，顿服。

葵子茯苓散

葵子一升　茯苓三两

上二味，杵为散，饮服方寸匕，日三服，小便利则愈。

蜀漆散

蜀漆烧去腥　云母烧二日夜　龙骨等分

上三味，杵为散，未发前，以浆水服半钱匕。

蒲灰散

蒲灰半分　滑石三分

上二味，杵为散，饮服方寸匕，日三服。

芪芍桂酒汤

黄芪五两　芍药　桂枝各三两

上三味，以苦酒一升，水七升相合，煮取三升，温服一升。当心烦，服至六、七日乃解。若心烦不止者，以苦酒阻故也。

蜘蛛散

蜘蛛十四枚，熬煎　桂枝半两

上二味，为散，取八分一匕，饮和服，蜜丸亦可。

蜜煎方

蜜七合

上一味，于铜器内煎，凝如饴状，揽之勿令焦着，欲可丸，并手捻作挺，令头锐，大如指长二寸许，当热时急作，冷则硬，以内谷道中，欲大便时乃去之。

酸枣仁汤

酸枣仁二升　甘草　芎劳各一两　知母　茯苓各二两

上五味，以水八升，煮酸枣仁得六升，内诸药煎取三升，温三服。

胶艾汤

干地黄六两　川芎　阿胶　甘草各二两　艾叶　当归各三两　芍药四两

上六味，以水五升，清酒三升，合煮取三升，去滓内胶，令消尽，温服一升，日三服，不差更作。

胶姜汤

方缺

调胃承气汤

大黄三两　炙甘草一两　芒硝半斤

上三味，咬咀，以水三升，煮取一升，去滓，内芒硝，更上火微煮令沸，少少温服。

橘皮汤
橘皮四两　生姜半斤

上二味，以水七升，煮取三升，温服一升，下咽即愈。

橘皮竹茹汤
橘皮二斤　竹茹二升　大枣三十枚　生姜半斤　甘草五两　人参一两

上六味，以水一斗，煮取三升，温服一升，日三服。

橘枳生姜汤
橘皮一斤　枳实三两　生姜半斤

上三味，以水五升煮取一升，分温再服。

泽漆汤
半夏半升　紫菀　生姜　白前各五两　甘草　黄芩　人参　桂枝各三两　泽漆三升，以东流水五斗煮取一斗五升

上九味，㕮咀，内泽漆汤中，煮取五升，温服五合，至夜尽。

泽泻汤

泽泻五两　白术二两

上二味，以水二升，煮取一升，分温再服。

烧裈散

取妇人中裈近隐处者，剪烧灰以水和服方寸匕，日三服，小便即利，阴头微肿则愈。妇人病取男子裈裆烧灰。

猪苓散

猪苓　茯苓　白术等分

上三味，杵为散，饮服方寸匕，日三服。

猪苓汤

猪苓　茯苓　泽泻　滑石　阿胶各一两

上五味，以水四升，先煮四味，取二升，内阿胶烊尽，温服七合，日一服。

猪胆汁方

大猪胆一枚

泻汁加醋少许，以灌谷道中，如一食顷，当大便，出宿食恶物甚效。

猪膏发煎

猪膏半斤　乱发如鸡子大三枚

上二味，和膏中煎之，发消药成，分再服，病从小便出。

猪肤汤

猪肤一两

上一味，以水一斗，煮取四升，去滓，加白蜜一升，白粉五合，熬香和合相得，温分六服。

头风摩散

大附子一枚　盐等分

上二味，为散，沫了，以方寸匕，摩疾上，令药力行。

薏苡附子散

薏苡仁十五两　大附子三两

上二味，杵为散，服方寸匕，日三服。

薏苡附子败酱散

薏苡仁十分　附子二分　败酱五分

上三味，杵为散，方寸匕以水二升煎减半，顿服小便当下。

泻汤

大黄二两　黄连　黄芩各一两

上三味，以水三升，煮取一升，顿服之。

薯蓣丸

薯蓣三十分　阿胶　人参各七分　茯苓　桔梗　柴胡各五分　甘草二十分　当归　桂枝　干地黄　豆黄卷　神曲各十分　杏仁　芍药　芎劳　麦冬　防风　白术各六分　白敛二分　干姜三分　大枣一百枚，为膏

上廿一味，末之，炼蜜为丸，如弹子大，空腹酒服一丸，百丸为剂。

鸡屎白散

鸡屎白为末，取方寸匕，以水六合和温服。

藜芦甘草汤

方缺。

矾石丸

矾石三分，烧　杏仁一分

上二味，末之，炼蜜丸，枣核大，纳脏中，剧者再纳之。

矾石汤　治脚气冲心

矾石二两

上一味，以浆一斗五升，煎三五服，浸脚良。

鳖甲煎丸

鳖甲炙　赤硝各十二分　乌扇烧　黄芩　鼠妇熬，各三分　柴胡　蜣螂熬，各六分　葶苈　人参一分　瞿麦　桃仁各二分　蜂窠四分，炙　干姜　大黄　桂枝　石苇去毛　厚朴　紫葳　半夏　阿胶　芍药　牡丹　䗪虫各五分

上二十三味，为末取煅，灶下灰一斗，清酒一斛五升，浸灰俟酒尽一半，着鳖甲于中，煮令泛烂如胶漆，绞取汁，内诸药为丸如桐子大，空心服七丸，日一、二服。

九、结论

我国古医，本有针、砭、导、引、按、摩、醪、醴、汤、液等法。嗣后渺视手术，汤液遂独占治疗法之重要部分。而汤液论，又乏传本，仲景乃集古方之大成，成伤寒卒病论，因奠汤液法之始基。惟仲景学术，仅诸般治法中之一隅，其不能包孕一切，通治万病，理亦明甚。矧学术之道，须相互参研，后来者每超迈前人。大纯者孰无小疵，仲景之蜜煎导法，较现时之灌肠坐药，其手续之繁简，又不可以同日语矣。

其不能视仲景学说为金科玉律，无片言只字之不当者。如妊妇宜常服当归散即易产，胎无疾苦，并谓产后百病悉主之之说。又肺痈始萌可救，脓成则死。揆之事实，殊不尽然，脓成不死者，不乏其例。而况本节复有桔梗汤主之之明文乎。

伤寒论之不能见重于世，因为诂注者之牵强附会，与夫章次之凌乱，而拘泥于伤寒之定名，要亦不无影响。于是谬造江南无真伤寒欺人欺己之说，以文饰其求学之惰性。

殊不知伤寒论乃伤寒有五之广义伤寒，并非一日伤寒之狭义伤寒，故凡一切外感而非内伤者悉属之。当时仲景原名伤寒卒病论，后人误解卒字意义，并疑卒即杂字之差讹，乃割裂为二，一为伤寒论，一为杂病论（金匮）者。

为求一贯之学说，并新其体系，着意辨症，伤寒金匮，合而为一，纲以症候，约以六经，其亦兹有便于初学者之寻认乎！

中华民国十八年八月嘉善叶劲秋脱稿于上海中国医学院